血管の病気を治す正しい知識

動脈硬化を防いで
脳卒中や心筋梗塞を
予防・改善する方法

北里大学元准教授
岡野哲郎・監修

総合科学出版

プロローグ

「タキサスはなぜ動脈硬化を防いで血管障害を予防・改善するのか」

免疫学者・タキサス研究者　岡野哲郎博士にインタビュー

グルコーススパイクによる動脈硬化

――脳卒中や心筋梗塞の温床である動脈硬化はなぜ起こるのでしょうか。

岡野　一般的に動脈硬化とは、血管の内側に脂質がへばりついて分厚くなり、血液の通り道が狭くなる現象だと思われています。血管そのものは硬くなり、血行が悪くなり、血圧が上がり、血管はもろくなっていく。

この解釈は間違っていないのですが、もう少し細かく見ていくと動脈硬化が起きている血管で慢性の炎症が続いていることが問題なのです。

炎症をもたらしている要素はいくつかあります。まず高血糖。特に食後急激に高くなる血糖が問題です。

我々が食事をすると血糖値が上がります。特にごはんなどの糖質はすぐ血糖になります。多すぎる糖は血管の内皮細胞に入り込んでいき、細胞内のミトコンドリアが糖を使ってエネルギーを作り出します。この時酸素を使うので活性酸素が発生します。

このエネルギー生産を解糖系と言いますが、糖が多ければ多いほどエネルギー生産が盛んになって活性酸素が大量に発生してしまいます。活性酸素は酸化ストレスによって周囲の組織に炎症を起こすわけです。

炎症によって傷ついた細胞は死んでしまいます。これが高血糖による血管の炎症のメカニズムであり、動脈硬化のプロセスというわけです。

この食後高血糖をグルコーススパイクといい、動脈硬化や糖尿病、脳卒中や心筋梗塞の原因として今大きくクローズアップされるようになりました。

ほかにもコレステロールがこびりついて酸化し、過酸化脂質となって血管を肥厚させること。酸化したコレステロールを異物とみなした免疫細胞が、活性酸素をまき散らして炎症を起こすこと。高血圧や喫煙、アルコール、ストレスなど、複数の要素がからみあって動脈硬化が進行しています。

自らタキサスの被験者となって

――タキサスは体内でどんな働きをしてくれるのでしょうか。

岡野　実は私自身が脂質異常からの糖尿病です。血糖値、ＨｂＡ１ｃもそれなりに高く、頸部には動脈硬化によるプラークが５つあります。そこで私は「タキサス補完療法」をしてみることにしました。

もちろん医療機関での標準治療は継続して行いました。併せて補完療法として「糖質制限食」、そして補完食品としてタキサスを使用し、ＨｂＡ１ｃ、コレステロール、中性脂肪、尿酸値などの数値がどう変化するかを調べました。

HbA1cの推移

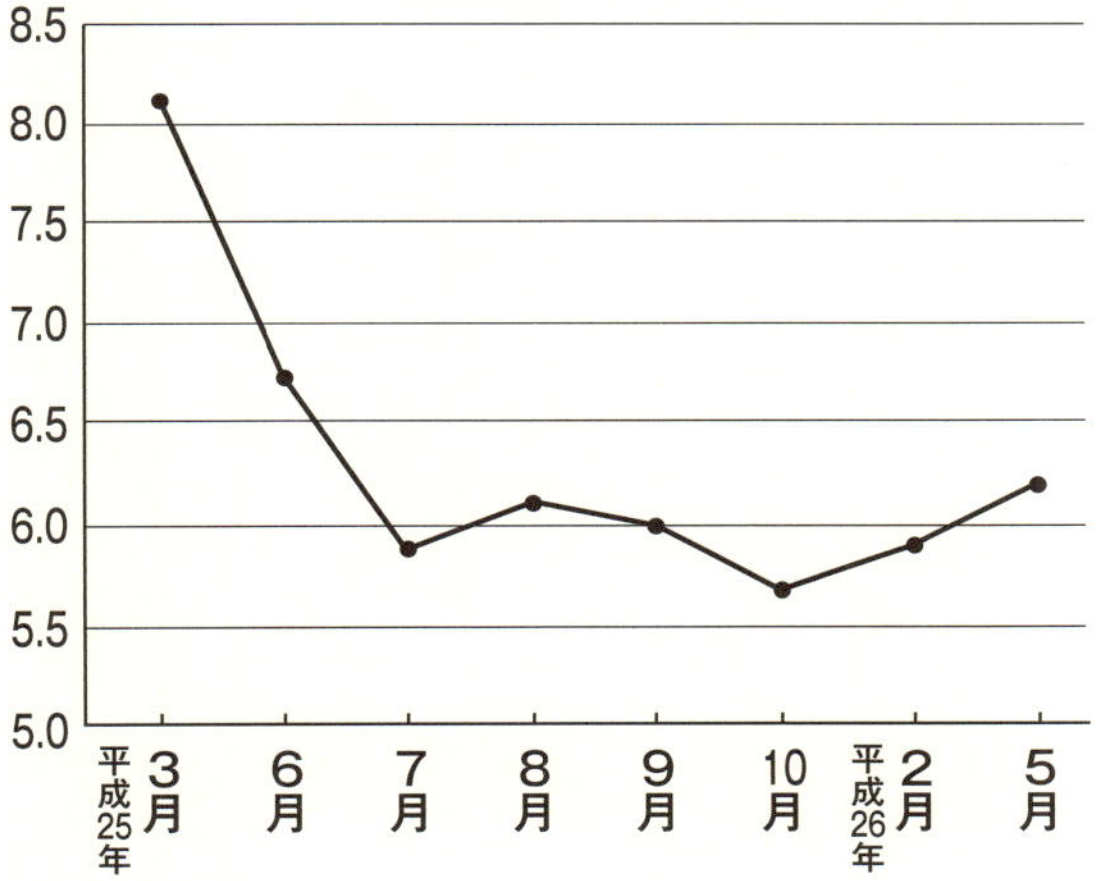

脂質と尿酸値の推移

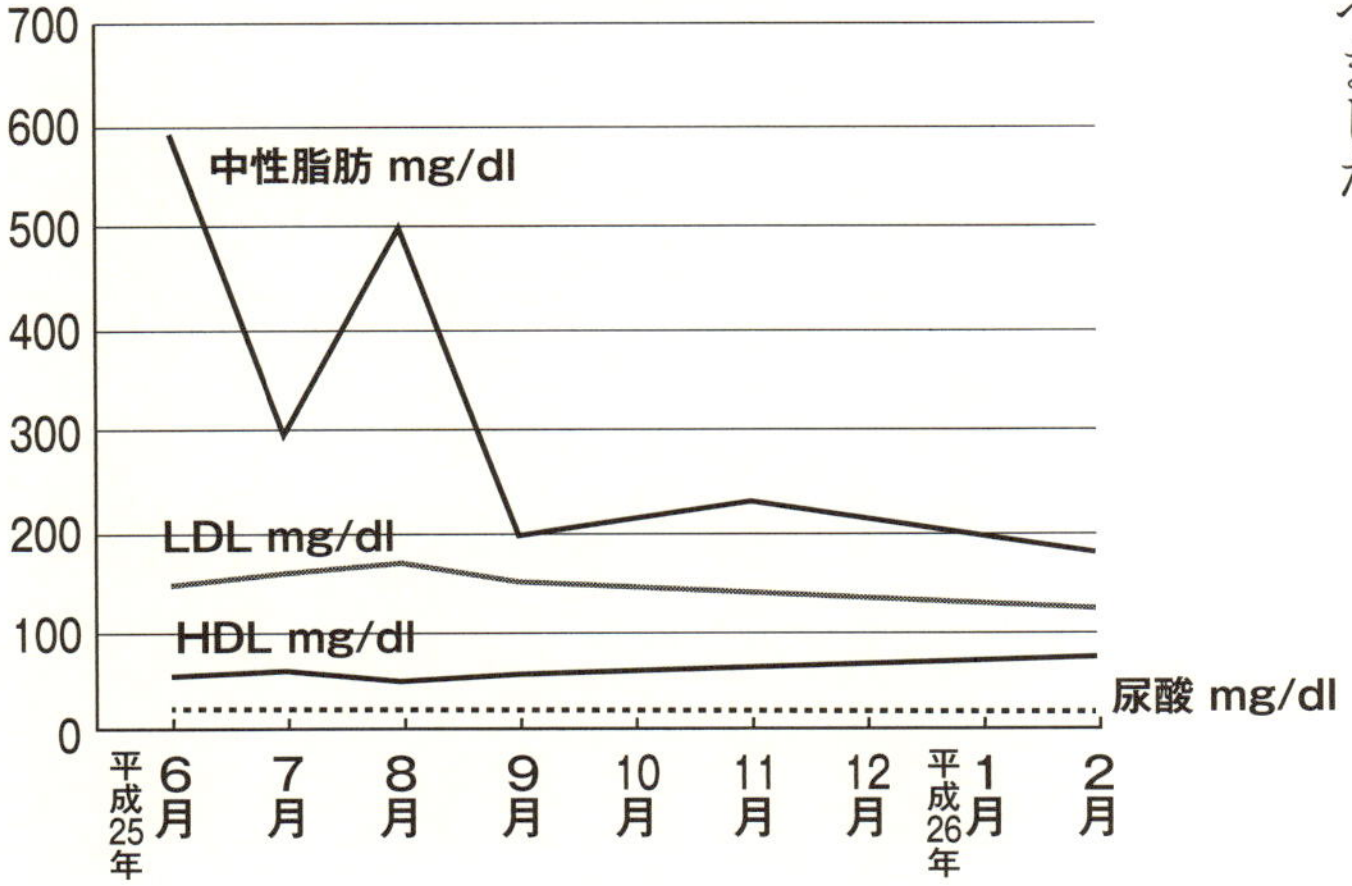

以上は平成25年3月~のデータです。ＨｂＡ１ｃは当初8・1ありましたが、糖質制限食とタキサスの使用3か月後には6・0未満となり、その状態が続いています。また糖質制限食においては、当時、ご飯などの炭水化物をほとんど食べていませんでした。2日に1回は３００ｇのステーキを食べる食生活を続けていましたが、中性脂肪などの脂質は下がり、尿酸値も低い状態を維持しています。全ての数値が基準値内、つまり正常値と言える状態になったことがわかります。

その後は緩めの糖質制限食、及びタキサスを使用していますが、検査データには問題となるような変化はなく、今も体調はよい状態が続いています。

残念ながら頸部のプラークはまだあります。これは一種のレガシー効果（疾患当初の病態が後々まで残る）で、なくならないと思います。しかし糖質制限食とタキサスの抗酸化作用によって血流がよくなり、血管の炎症が治まって動脈硬化が改善しているので問題ないと考えています。数値的にも体感的にも、タキサスの薬理効果は期待通りだと言っていいでしょう。

タキサスが炎症性サイトカインを抑制して動脈硬化を防ぐ

――タキサスはどのようにして炎症を抑えるのですか。

岡野　血管の炎症に関しては次のような現象が関係しています。まず脂肪と免疫細胞のマクロファージが出会うと炎症性のサイトカインが分泌されます。その代表格がインターロイキン６（ＩＬ６）ですが、これが指令となって内臓脂肪が蓄積していきます。

内臓脂肪は皮下脂肪と違い、炎症性疾患に深い関わりがあります。内臓脂肪そのものが炎症性サイトカインを分泌し、血管の炎症を招きます。

また食後の高血糖（グルコーススパイク）は、血管内皮を傷害し炎症を引き起こし、動脈硬化を進行させてしまいます。糖尿病では食後高血糖はもちろんのこと、慢性的に血糖値が高いため、血管の炎症が進みやすく、動脈硬化も進行しやすいのです。

タキサスは、炎症性サイトカインのＩＬ６を緩やかに下げる働きがあります。既にリウマチ性疾患において臨床的に確認されているので、動脈硬化の進行抑制、予防と改善に有効だと考えられます。ひいては脳卒中や心筋梗塞などの血管障害を抑えられるということです。まさに私がそれを体感し、実証していると思います。

血管の病気を治す正しい知識◉目次

第2章 脳卒中にはなりたくない

第3章　心筋梗塞・狭心症では死にたくない

第4章

動脈硬化を改善すれば血管障害にはならない

第5章 最強の抗酸化物質が動脈硬化を予防・改善する　141
～タキサスの発見と抗酸化作用の検証～

第6章

血管の病気から回復した症例集 171

第7章

タキサスに関するQ&A 195

第1章

恐ろしい脳卒中、心筋梗塞はなぜ起こる

高齢化時代、どんな最期を迎えたいか

いきなり縁起でもない話で恐縮です。読者のみなさんは、もし自分が死ぬとしたら、どんな最期を迎えたいと思いますか。心臓発作？　脳溢血？　老衰？　もっと具体的に大動脈瘤破裂？　少なくともがんや肺炎ではなさそうです。

世界一の長寿国である日本は、同時に世界有数の医療先進国です。おおよその病気は治ってしまうほど医療体制が整い、死というものを意識しづらい社会だと言われています。それでもいつかは訪れるその時、最期の時をどう迎えたいかについて考えない人はいないでしょう。

ある保険会社が40才以上の成人男女約８００人を対象に「理想の死」とはどういうものかという調査をしたところ、6割以上の人が「ある日突然死にたい」と答えました。「例えば心筋梗塞などで」と原因をあげる人も多かったようです。

「ある日突然死にたい」と考える理由として挙げられているのは、第1に「家族に迷惑をかけたくないから」。いかにも日本人らしい気配り、心配りのある理由です。しかし

次に挙げられている理由が「苦しみたくないから」です。

病気が進行するにつれ、どんな病気でも痛みや苦しみは増すと考えられます。それが耐えられない。「ある日突然死にたい」というわけです。

心筋梗塞などで、という病名が出てくるのは、心筋梗塞なら痛みや苦しみを感じる間もなく、もし感じても一瞬で死ねると考えるのでしょう。がんや肺炎は苦しそうなのでいやだと思うのかもしれません。

しかし心筋梗塞は本当に苦しくないのでしょうか。本当に一瞬で死ねるのでしょうか。本章のタイトルからして、そんなことはないのがおわかりだと思います。そう、心筋梗塞は、ほとんどの場合かなり苦しいものです。

同様に脳卒中も突然発症する激烈な病気です。脳卒中でポックリ逝きたいと考える人も多いようです。心筋梗塞よりもっと楽なのではないかと思うのでしょうか。

しかしこれも間違いです。脳卒中、といっても色々な病気がありますが、これもほとんど突然ポックリ死ねる病気ではありません。

ポックリ死ねない高度医療体制

日本の医療は世界的に見ても充実していると言っていいでしょう。医療機関の数、技術力、先進性、そして世界に冠たる国民皆保険制度等によって、どのような人でもほぼ平等に医療サービスが受けられます。健康診断、予防接種など公共的な医療サービスも細やかで多彩です。

また先端医療や医学研究においても、目を見張るものがあります。最先端の医療機器、医薬品、そしてゴッドハンドと言われる医師達など、先進国の中でも最も高度な医療体制が整っていると言えるでしょう。

しかし進歩した医療は、もろ手を挙げて賞賛するだけではすまない問題点も孕み始めています。

それはどんな厳しい病状であっても、医療技術で命をつなぐことができるようになっていること。呼吸がとまれば人工呼吸器によって、食事が出来なければ点滴や胃瘻などによる経管栄養で、人を生き永らえさせることが可能になりました。いわゆる延命処置の発達によるものです。

これらの医療が、患者さんの痛みや苦しみを和らげるならいいのです。

しかし多くはそうではありません。

例えば人工呼吸器。自発呼吸できない人の場合、喉の奥深く挿管する人工呼吸器によって強制的に呼吸させせられます。これはかなり苦しいことが知られています。動ける患者さんは自分で管を引き抜いてしまうため、両手を拘束されることもあります。

血圧が下がれば昇圧剤、腎臓が機能しなければ人工透析、水分や栄養は経管で、となり、生き永らえることはどこまでも可能です。本人が死にたいと願っても、死ぬことは出来ません。これはこれで恐ろしい現実ではないでしょうか。

読者の方が、もし突然、心筋梗塞や脳卒中になったら、おそらく周囲の人が119番に電話するでしょう。それから救急車が到着するまで平均8分!。救急車には救急救命士がいて、気道の確保や心臓マッサージを行います。それから患者が救急病院に搬送され、到着するまで平均36分。地域差はあるにしても、平均すれば30分やそこらで万全な体制が整った医療機関に到着します。

素晴らしい医療体制です。

前述の「理想の死」につながる「ポックリ死ぬ」ことなど、まず日本では出来ないと考えていいでしょう。

寝たきりの原因、第一位は脳卒中

多くの人が「突然、ポックリ死ぬ」ことが可能ではないか、とひそかに期待する脳卒中や心筋梗塞についてご紹介しましょう。

まずこうした病気の多くは、発症までほとんど自覚症状はありません。後述する一過性脳虚血発作のような明らかな前兆を除けば、ある日突然発症します。その後に訪れる状況として最悪なのが「寝たきり」ではないでしょうか。

厚労省発表の平成25年度介護保険事業状況報告によると、寝たきりの状態、介護度でいうと要介護4、要介護5にあたる人は既に日本では130万人を超えています。その

性別にみた介護が必要となった主な原因の構成割合

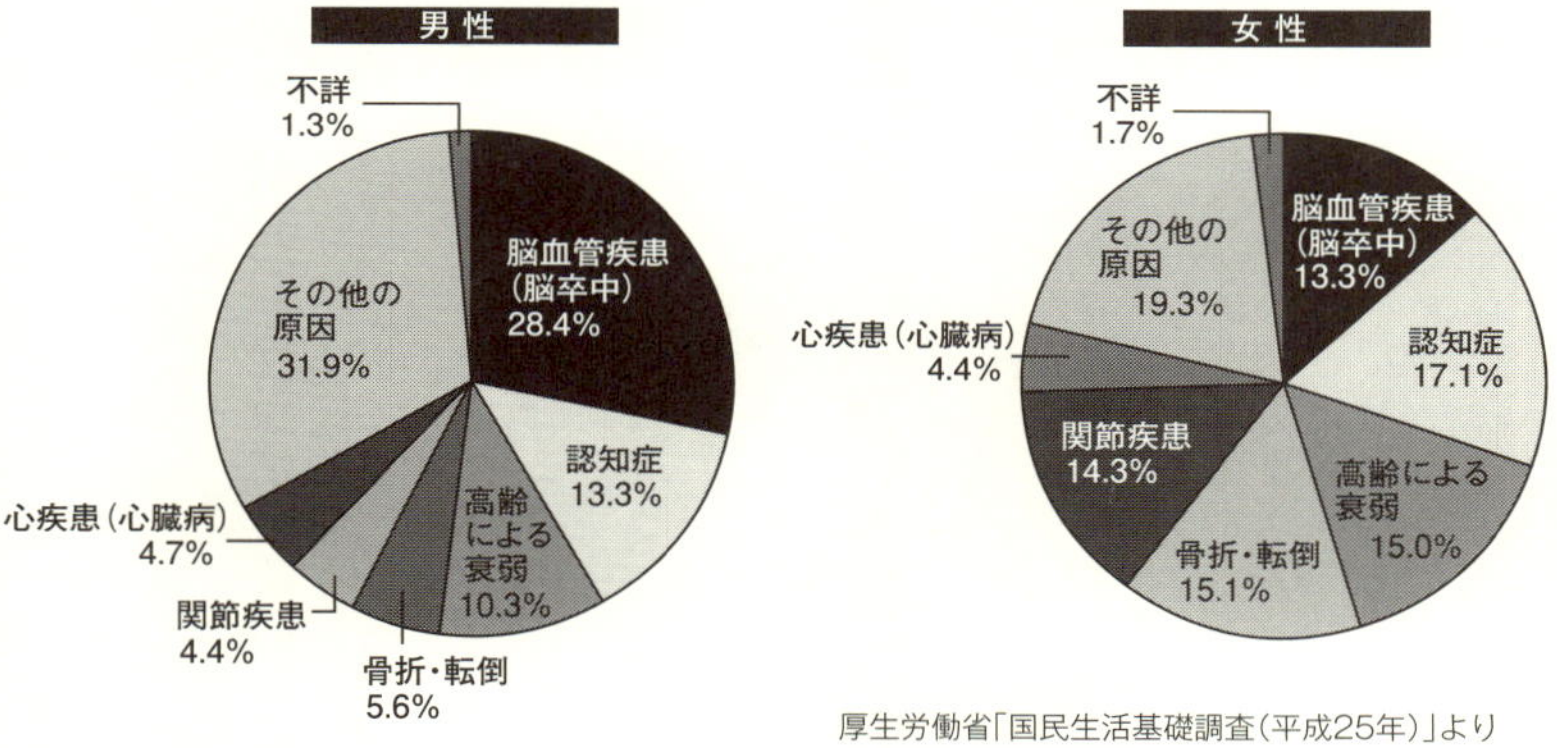

厚生労働省「国民生活基礎調査(平成25年)」より

最大原因は上のグラフのように脳卒中です。約45万人の人がこの病気で寝たきりになっています。

脳卒中が寝たきり全体に占める比率は35%以上。寝たきりといえば骨折や転倒が挙げられますが、その3倍以上、高齢による衰弱などをはるかに超えてダントツの1位です。4番目に多い認知症の中には、脳血管障害が原因であるものが2割含まれるので、それを合わせると約4割が脳卒中と言っていいでしょう。

脳卒中は、脳の血管が切れたり(脳出血)詰まったりする(脳梗塞)ことで脳細胞が損傷を受ける病気です。

以前はこれらの病気で、今よりはるかに多くの人が亡くなっていました。今日医療の進歩によって一命を取り留めることが出来るようになりましたが、反面、後遺症で寝たきりになる人が増えています。

一度寝たきりになると、回復は難しいのが現実です。少々不適切な表現ではありますが、読者の方にはまず「ポックリ突然死ぬ」ことはあきらめていただきたいと申し上げておきましょう。

欧米先進国に寝たきりの人はいない

よく日本以外の先進国には寝たきり老人はいないという話を耳にします。これは本当なのでしょうか。

『欧米に寝たきり老人はいない』（宮本顕二・宮本礼子共著　中央公論新社）によると、スウェーデンなどの北欧諸国では、病気が進行して自発的に呼吸できない、口から食事が摂れないような状況になれば、それ以上の治療、例えば人工呼吸器や経管栄養などの処置は行わないということです。

回復の見込みがないのにそういった延命治療を行うことは、患者を苦しめるだけであること。本人の意思にかかわらず延命させるとしたら、それは人間の尊厳を傷つけるもの。欧米先進国では市民の間にこうした共通認識があるので、過剰な延命治療は行われません。もし延命のために患者を苦しめるとしたら、それは虐待であるという考え方もあるのです。

人工であっても呼吸した方が楽だろう、チューブや点滴によっても水分や栄養があった方が楽だろうというのは素人考えで、全身の機能が低下していく時、苦しむことは少ないと言います。

ただし放置するのではなく緩和ケア、つまり苦痛を取り除く治療は充分に行います。そうして自然に亡くなるのをよしとするわけです。

しかし日本では、とにかく生かすことが医療の大義になっていて、本人の意思も苦痛も二の次になっています。本人が意思表示出来ないとなればなおのこと、死なせないことに力が注がれてしまいます。

結果、チューブで全身をつながれ、寝たきりで何年も生き続ける人がいます。

そうして日本は、100万人を超える寝たきりの人を抱える国になってしまいました。

これでは長寿世界一といっても全くありがたくありません。

そして寝たきりの原因の第一位が脳卒中です。脳卒中ならポックリ死ねるのではなく寝たきりになってしまう。そうして生きるか死ぬかという状況になると、死より苦しい延命治療を施される。このことを全ての人に知っていただきたいものです。

「がんは痛い、苦しい病気」は本当？

自分が何らかの病気で死ぬとしたら、出来れば避けたい病気は何でしょう。治癒の困難な病気はたくさんありますが、多くの人が挙げるのががん。日本人の死因ワースト1の悪性新生物です。

ではなぜがんがいやなのかというと「治らない」「苦しい」「痛い」「転移する」「再発

する」といった病気の認識があります。加えて「脱毛」や「嘔吐」など化学療法の副作用がひどく苦しいというイメージが加わり、「治らない上に治療も辛い」病気だと考えられているようです。

がんは全身あらゆる臓器、組織に発生するので、一概にこうだとは言えません。早期発見できれば治りやすいがんもあれば、再発しやすく治りにくいがんもあります。

ただ医学の進歩によって、がん治療は昔とは様変わりしました。今日のがん治療は昔に比べればはるかに進歩しており、「苦しい」「痛い」局面は減っています。

特に大きく変わったのはＱＯＬ（生活の質）を重視するようになったこと。とにかくがんを取ってしまえばいいという治療は過去のものであり、患者さんの心身に優しい治療が中心になっています。抗がん剤治療も制吐剤の普及などで、激烈な副作用はほとんどないようです。

痛みに関していえば、今日がんの痛みを止める鎮痛剤は強力になり、末期がんであっても穏やかにすごせるようになっています。いわゆる緩和ケアが一般的になり、患者さんの苦痛を放置するようなことはありません。

これは脳卒中などと全く違う性格のものです。脳卒中ではとにかく延命が大義ですが、がんはＱＯＬ重視で、治らなければ緩和ケアに移行します。これは国民の間に「がんであれば治らないのは致し方ない」という共通認識があるからだと考えられます。

医師や医療現場の人々は「脳卒中では死にたくない」

脳卒中などの場合、意識もなく寝たきりであっても「緩和ケア」へ、がなかなか進まないと言います。家族も、快復が望めないのはわかっていても、死を意味する緩和ケアになかなか承服出来ないのです。結果として患者本人の苦しみが続き、延命治療が続くのです。これは恐ろしいことではないでしょうか。

こうした医療現場の現状が、医師や看護師などの口からも語られ始めています。『どうせ死ぬならがんがいい』（近藤誠・中村仁一著　宝島社）という本がありますが、本当にそうだという声がインターネット内で聞かれるようになりました。

がんであれば苦痛を軽減する緩和ケアが充実しており、苦痛を長引かせることはない。たとえ自分が選択できないような病状であっても、周囲の判断で苦痛は取り除かれる。また余命がわかれば自身の身辺整理が出来るため、死後の心配もなくなる、というわけです。

脳卒中などで亡くなるよりは、まだがんの方がいい。これは医療現場の人々の声として非常に重いと言えるでしょう。

裏を返せば、脳卒中というのはそれくらい悲惨な状況を招く病気であるということです。その現状を知れば知るほど、脳卒中では死にたくないと思う人は多いのです。

じわじわと進む血管障害

寝たきりの最大原因とされる脳卒中、突然死の代名詞とも言える心筋梗塞は、いずれも血管のトラブルで起きる病気です。ある日突然発症する病気という印象ですが、多くは何年、何十年もかけてじわじわと進行してきた血管障害が最悪の形で明らかになる病気です。

これらの病気は全身に張り巡らされた血管が老化、劣化し、血液がスムーズに流れなくなり、詰まったり破れたりして起こります。血管の老化、劣化が動脈硬化であり、その先に脳卒中や心筋梗塞があります。

おそらく発症するまで全く自覚症状がないことが、油断のもとになっています。健康診断で血圧や血糖値、中性脂肪、コレステロールなどに異常が見られても、それだけで病気と断定されないために放置されてしまうのでしょう。

その上、「ポックリ逝きたい、例えば心筋梗塞や脳卒中で」などという誤った病気認識があるために、検診結果が予防線にならないのです。「コレステロールなんて高くても」「血圧高めは普通」といった発想になる人が少なくありません。そうして5年後、10年後に突然脳卒中、心筋梗塞という事態になってしまいます。

日頃のメンテナンスで血管修復は可能

血管障害は一種の老化現象でもありますが、全ての人が同じような経緯をたどるわけではありません。血管の老化、劣化には個人差があり、年をとってもしなやかで強靭な血管を維持している人もいれば、20代で脳梗塞になる人もいます。

最近では40代のスリムな女優さんが心筋梗塞で舞台を降板したり、30代前半の人気シンガーがクモ膜下出血で入院するなど、若い人の血管障害が目立ちます。こうした方達の検診結果はわかりませんが、ストレスや無理のあるライフスタイルが血管に与える大きな負荷が推察できます。

また実年齢と血管年齢はイコールではなく、外見でもわからない場合があります。血管の状態は生活習慣によるところが大きく、食事やライフスタイルに大きく左右されます。バランスのとれた食事や定期的な運動、十分な睡眠、上手なストレス解消などが出来れば、血管はしなやかで若々しく、スムーズな血流によって全身の若さが約束されるでしょう。

しかし職業やその人の置かれた立場で、血管を健康に維持する生活が出来ないケースもあります。食事も睡眠も不規則、運動なんて夢のまた夢、ストレスと格闘しながら生きている、という現代人は少なくないでしょう。今日、むしろそうした人の方が多いかもしれません。

自分にあったサプリメントも有用

食事や運動、ライフスタイルを整えることが難しい方の場合、サプリメントを取り入れることも有用です。

全身がそうであるように、血管も我々が食べたもので出来ています。食事で栄養のバランスがとれない人、不規則な生活で自律神経が乱れ気味の人は、体調を整えるサプリメントでそれを補うことが出来ます。

もちろんかかりつけの病院があって、主治医に相談すれば、何かしら薬を出してくれるかもしれません。おそらく出してくれるでしょう。けれども薬までは飲みたくないという人も多いはずです。

本書でご紹介するタキサスは薬ではありません。最近特に注目されている植物性ファイトケミカルの一種です。血管の酸化や糖化を防ぐ働きが期待され、少し前から大学の研究室などで研究が進められている物質です。

読者のみなさんにはぜひ本書で動脈硬化などのメカニズムを把握していただき、脳卒中や心筋梗塞にならないよう、ご自身の血管のメンテナンスをお考えいただきたいものです。そしてご自身に最適なサプリメントを取り入れて、食事や生活の問題点を補っていただきたいのです。

そうして恐ろしい脳卒中などの後遺症による寝たきりを防ぎましょう。もしかなり血管が老化、劣化していても、メンテナンスによって回復させることが出来ます。

ここからまず、こうした血管障害の原因となる動脈硬化についてご紹介します。

人は血管から老いる。老化は20代で始まっている？

残念ながら我々は年をとります。生まれてから20代までを成長する時期だとすると、その後は老化に転じます。人生のピークで留まることが出来ればいいのですが、残念ながら我々の体はそのようにはプログラムされていないようです。

「人は血管から老いる」というのは19世紀の内科医ウイリアム・オスラーの名言です。血管は生命活動のライフラインであり、細胞1つ1つのライフラインでもあります。血管が老化すれば全身が老化し始めます。血管も20代でピークを迎えると徐々に衰えが始まり、それにつれて全身が老化し始めるわけです。

もちろん個人差が大きいため、中高年になっても若々しいしなやかで丈夫な血管を維持している人もいれば、20代で動脈硬化を起こしている人もいます。

脳卒中や心筋梗塞は、脳や心臓の病気だと思われていますが、そうではありません。いずれも血管の病気です。血管が老化し、血流が悪くなったり詰まったりして血栓ができて発症します。脳の血管で起これば脳卒中、心臓の血管で起きれば心筋梗塞です。

わずか10ミクロン（1㎜の100～200分の1）の毛細血管が全体の99％

血管は「動脈」と「静脈」、この2つをつなぐ「毛細血管」で構成されています。心臓から全身に血液を運ぶのが動脈。この血液には新鮮な酸素と栄養が含まれています。動脈で運ばれた栄養と酸素は、非常に細い毛細血管に分かれて全身の細胞に届けられます。そして細胞で不用になった二酸化炭素と老廃物は、今度は毛細血管によって回収され、静脈によって再び心臓に戻ります。

この流れのうち毛細血管から細胞へ、逆に細胞から毛細血管への流れを微小循環といい、この流れがスムーズであるかどうかが健康の要になります。もし毛細血管が切れたり詰まったりすれば、血液の供給や回収が滞り、細胞の新陳代謝に支障が起きます。

動脈・静脈・毛細血管

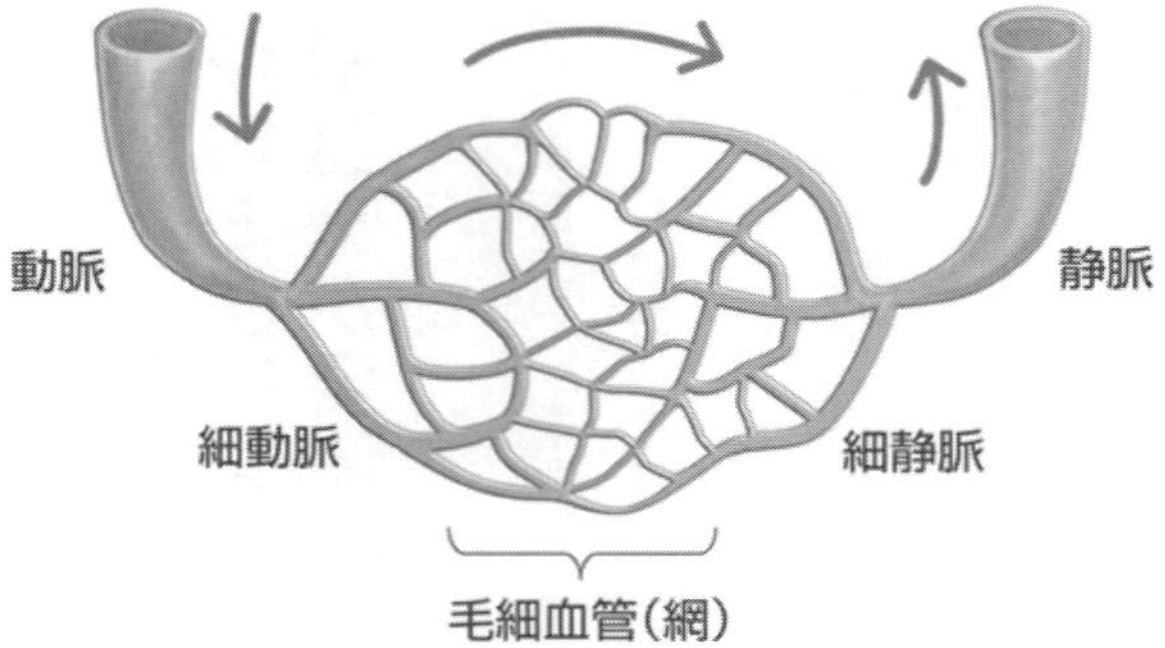

全身の血管、つまり動脈と静脈と毛細血管を全て合わせると全長は10万km。地球を2周半する長さです。しかもその10万kmのうちの99％は毛細血管です。そのくらい毛細血管は全身くまなく細かく張り巡らされており、目まぐるしく血液を循環させて生命活動を担っているのです。

毛細血管の内腔のサイズは10ミクロン足らず。1㎜の100分の1～200分の1という狭さです。この血管の内腔を血液が流れるのですが、あまりに細いため、血球はそのままでは通ることができません。赤血球などはラグビーボールのように紡錘形に変形してようやく通り抜けます。白血球も同様で、変形しないと血管を通れません。

白血球、赤血球は細長く変形して毛細血管を通りますが、血小板は2~3ミクロンと小さいため、そのままで毛細血管を通れます。

動脈硬化はなぜ起こる

このような緻密な血管のしくみですが、老化は確実に忍び寄ってきます。

まず血管（動脈）は外側から外膜、中膜、内膜という3部構成になっており、老化は一番内側の内皮細胞から起こります。ここに血液の成分が付着することが動脈硬化の始まりです。

動脈の内皮はヒトが若く健康な時には滑らかで、血液成分をスムーズに流します。しかし老化が進んでくると、血管そのものが硬くゴワゴワした状態になります。古くなった水道管の内側がサビや傷でデコボコした状態になるのと同じように、血管も、内壁に色々なものが付着し、デコボコした状態になってきます。

血管壁（動脈）の構造

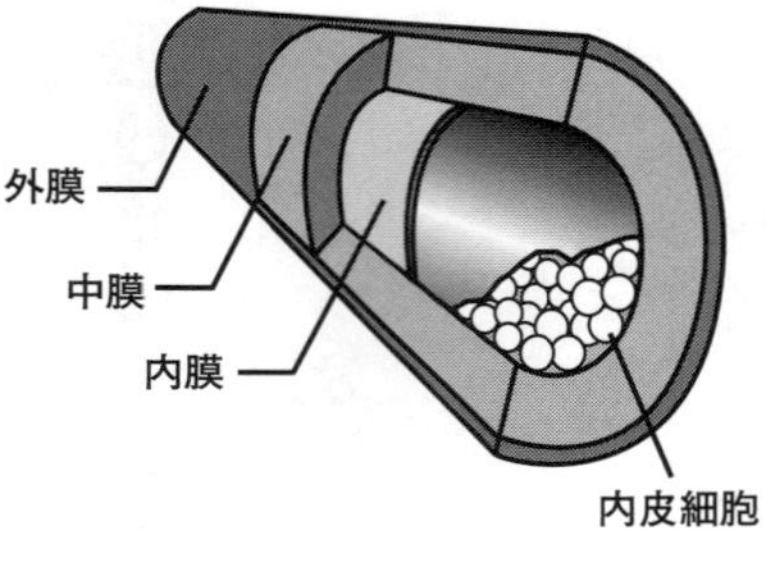

付着するのは主に血液中に含まれる脂質で、主にコレステロールです。この脂質は細胞膜やホルモンを作る重要な栄養素ですが、多すぎると内皮細胞の下に潜り込んで酸化して酸化コレステロールになります。

血中の白血球マクロファージが内皮細胞にくっつき、内皮細胞の中に潜って、酸化した脂質を異物とみなして処分しようとします。この時マクロファージが炎症性サイトカインや活性酸素をまき散らすので炎症が起きるようになります。

この「マクロファージ」が〝呼び寄せ役〟になって、さらに脂質がたまり、血管が分厚くなっていきます。マクロファージは酸化コレステロールをため込んで死んでしまい、さらに血管がデコボコと分厚くなってプラークとなります。こうして動脈硬化が進んでいくのです。

血管の酸化が進み炎症を起こす

血管内壁にコレステロールなどの脂質がたまるのは、血液成分にも問題があることが多いものです。血液には、その人が食べたものが栄養素として含まれています。栄養バランスの悪い食生活は血液に反映され、血管の滞留物が増えてきます。

血管内壁に出来るプラークはよいものではありません。プラークの中身のコレステロールは、前述のように酸化されて酸化コレステロールになります。これは過酸化脂質の一種で、要するに古くなった油です。例えば揚げ物などで何度も使いまわして茶色くなった油を考えてみてください。古い油は重くねばっこく、ベタベタと容器にこびりついて悪臭を放つようになります。

体内における過酸化脂質は代謝が悪く、いつまでも内壁にへばりついて細胞や組織を劣化、老化させます。

またプラークが大きくなると血管内部を狭くして、血流を妨げます。

血流が悪くなると、血液が運んでいた酸素や栄養分が体のすみずみに届きにくくなります。すると心臓は、血流をよくするためにがんばり始めます。これまで以上に勢いよくポンプを動かすため、血圧が上がってくるのです。

血管が糖化して硬くなっていく

最近よく耳にするようになった糖化という現象をご存じでしょうか。糖化とは、タンパク質に糖がくっつくことを言い、健康上好ましくない作用をもたらします。有害だと言ってもいいでしょう。

私たちが平素食事をする時、その食事には大抵糖質が含まれています。お米やパンなどの炭水化物、砂糖や果糖などの甘味料、じゃがいものでんぷんなどは糖質です。最も素早くエネルギーになる物質でもある糖質は、血中で様々な化学反応を起こします。その1つが糖化現象です。

食事の後で血中に出てくる糖は、全身の細胞に届けられると速やかに熱量、エネルギーになります。しかし糖質が多すぎるとそれらは血中でダブつき、血液や血管のタンパク質と結びつくようになります。こうして出来るのが終末糖化産物（Advanced Glycation End Products）、ＡＧＥｓです。

ＡＧＥｓは、分子のつながりに橋を架けるように結びつくため、タンパク質を硬くこわばらせ柔軟性のない状態に変えてしまいます。これが血管内壁のタンパク質、多くはコラーゲンですが、これと結びつくため血管そのものが硬くゴワゴワした古いゴムホースのようになってしまうのです。

酸化と糖化による血管の炎症と硬化、これが動脈硬化であり、血管老化の正体です。

その動脈硬化には大きく分けて3種類あります。

動脈硬化は3種類

① 粥状硬化《じゅくじょう》

最も多い現象であり、深刻な動脈硬化です。血管の一番内側の内膜にコレステロールなどの脂肪からなる粥腫（アテローム）ができ、これがプラークを形成します。粥状とは文字通りお粥のようなグジュグジュの状態を意味し、これがこびりついて血管を狭くし、さらに炎症によって血管をもろくする原因になります。動脈硬化といってもプラークそのものはグジュグジュで柔らかくもろい状態、そして血管は硬くこわばった状態になっています。

プラークは血管の内腔を狭くするだけでなく、悪化するとくずれて血栓の原因になります。血栓が出来ると血流は止まってしまい、酸素も栄養もその先には届きません。完全に血管が詰まると、その先の細胞や組織は死んでしまいます。

こうした現象が大動脈、脳動脈、冠動脈など太い動脈に起こると、命に関わる脳梗塞や心筋梗塞になります。

② 細動脈《さいどうみゃく》硬化

細動脈とは動脈が毛細血管につながる直前の、最も細い血管です。細動脈硬化は組織で言うと脳や眼底、腎臓の中で発生することが多く、腎症、網膜症など糖尿病の合併症の原因になります。

③ 中膜硬化

動脈は内側から内膜、中膜、外膜の3層構造になっています。真ん中の中膜は平滑筋があって最も頑丈な膜になっているのですが、ここにカルシウムがしみ込んで石灰化し、硬くこわばり破れやすくなります。頻度は高くないものの大動脈、下肢や頚部で起こりやすい動脈硬化です。

脳卒中も心筋梗塞も血管のトラブル。動脈硬化が原因

動脈硬化が発生するのは、全身至るところに張り巡らされた動脈において。どこの血管で発生するかによって病気が異なり、病名も経過も異なります。

脳の血管が破れたり詰まったりする脳卒中、心臓の血管が詰まる心筋梗塞、足の血管が詰まる下肢閉塞性動脈硬化症。これらは発症部位も違い名称も異なるため、全て別の病気のように感じられるかもしれません。脳の病気、心臓の病気、足の病気だととらえがちです。

しかしこれらは全て動脈硬化によって発生する血管病です。病院の標榜科で言えば「循環器科」ということになります。原因も発生のプロセスもほぼ同じで、たまたま脳の血管だったから脳卒中であって、心臓であれば心筋梗塞だったかもしれません。

中には原因は心臓にあるのに発症が脳であったり（心原性脳梗塞）、足で起こった病変が原因で肺で発症する病気（肺動脈血栓塞栓症）もあります。血管が全てつながって

おり、病変が動くことで顕在化する場所が違ってくるためです。

動脈硬化がかなり進行していても、自覚症状はありません。痛くもかゆくもなく、健康診断でも、せいぜい血圧、コレステロールや中性脂肪の値が高いくらい。自覚症状が出るのは、かなり重症化しているか、急性の脳卒中や心筋梗塞で救急搬送されているかという時です。そうなってからでは遅いのです。

血液が固まり、溶けてなくなるのはなぜか

包丁で指を切ったり、滑って手足をついてすりむいたりすることは、誰もが経験することです。皮下には無数の毛細血管があるので、ほんのわずかな傷でも出血します。軽い傷ならじきにカサブタができ、血は止まります。カサブタは出血を止める、まさに「フタ」です。

しかし血が固まるのは、単に傷口が乾くからではありません。血液の中には血小板と

いう成分があって、これが血を固める働きを持っています。ケガをすると血小板が大急ぎで集まって（血小板凝集）きて固まり、傷口をふさぎます。

ただしカサブタは応急的なバンソーコーのようなもので、それほど頑丈ではありません。不用意に傷口をぶつけたりすると、すぐ壊れてまた出血します。しかも最初の傷より大量に出血することもあります。

そこで次に血液中の凝固因子であるタンパク質が集まってきて、のり状になり、血小板や血球の隙間を埋めて固まります。このタンパク質はフィブリンといい、血液がもれ出すのをしっかりと防いでくれます。フィブリンは繊維素とも呼ばれ、傷口をネット状に覆ってきれいに修復するためにはなくてはならない物質です。

こうして出血を防ぐために出来た強固なフタ（血栓）ですが、傷口が修復されると不要になります。すると今度はタンパク質分解酵素が集まってきてフタ（血栓）を溶かし、皮膚も血管も元のなめらかな状態に戻ります。フタの内側には再生した皮膚や血管ができ、一番外側の乾いた硬い部分ははがれてしまいます。

このように、傷ができることで血栓ができ、傷が治ることで血栓がなくなるわけです。

この「この血栓を溶かす酵素」をプラスミンと言います。この働きを利用して、脳梗塞などで脳の血管が詰まった時に、救急で血栓を溶かす血栓溶解療法を施します。その際に使われるのがプラスミンの生成を促す薬です。

出来てはいけない血栓はなぜ出来る

血栓というと深刻な病気のイメージですが、ようするにカサブタです。擦り傷や切り傷など、軽い外傷でカサブタができるのは健康で正常な反応です。ところがこれが血管内で発生すると、色々と面倒なことになります。

血管内部で血液が固まるのは、ここまで述べてきたように、既に動脈硬化が起きているからです。

動脈硬化で血管の内腔が狭まってくると、血管内を流れる血液の量が減ってしまうので、心臓は勢いよく血液を送り出して十分な血液を全身に送り出そうとします。こうして血圧はだんだん高くなっていきます。

動脈硬化によって血管は硬くゴワゴワした状態になり、しかもプラークでデコボコが出来ているところに、勢いよく血液が流れてきたらどうなるでしょうか。

プラーク自体は柔らかくもろい状態なので、勢いよく血液が流れてくると簡単に破裂してしまいます。すると内皮細胞もはがれて傷になり、出血を防ぐために、血小板が集まってきて傷をふさぎます。次にタンパク質が集まってフィブリンとなって血栓（カサブタ）が出来ます。擦り傷などの外傷と同じメカニズムで、血管内にも血栓が出来てしまうわけです。

動脈硬化がさらに進行し血流が悪化する血栓症

問題はここからです。

プラークが破裂しても、血管や血液が健康であれば内皮細胞の傷はやがて修復され、血栓は解けて流れておしまいです。血管内壁はなめらかな状態になり、血流は正常化します。

ところが動脈硬化が進んでいると、血栓の下の傷はなかなか治りません。プラークも根こそぎなくなるのではなく、グズグズした盛り上がりに血栓がはりついたような状態になります。

結果として血管の内腔はますます狭くなり、血流は悪化。心臓のがんばりでさらに血圧が上がり、プラークはまた破裂し、動脈硬化は進行するという悪循環になってしまうわけです。

困ったことにこの悪循環には、全く自覚症状はありません。手足のケガなら痛みもあり、血栓（カサブタ）ができれば猛烈にかゆくなりますが、血管内では何も感じません。血管がボロボロになっていても、本人はケロリとしています。

このように血管内に血栓ができて血流を妨げるのが血栓症という状態です。これによって動脈硬化が進行すると、血管が詰まって血流が途絶えてしまいます。

血栓症によって動脈硬化が進行すると、心筋梗塞や脳梗塞に発展します。

動脈硬化があると

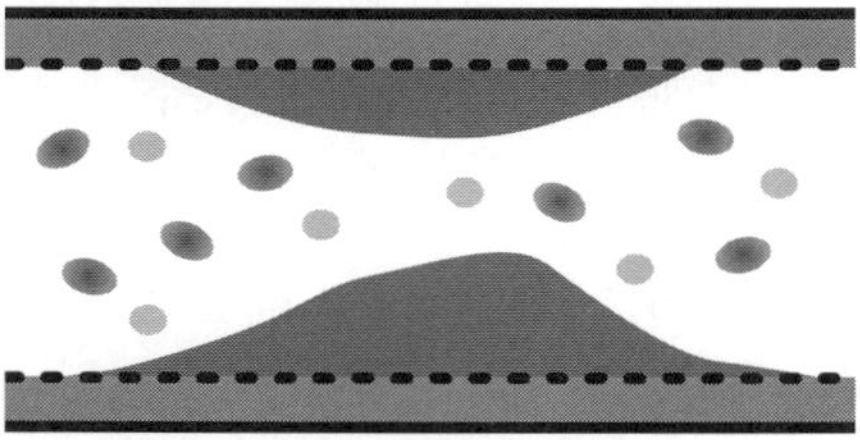

血管の内側が傷つきやすくなります。

血のかたまり（血栓）が出来やすい

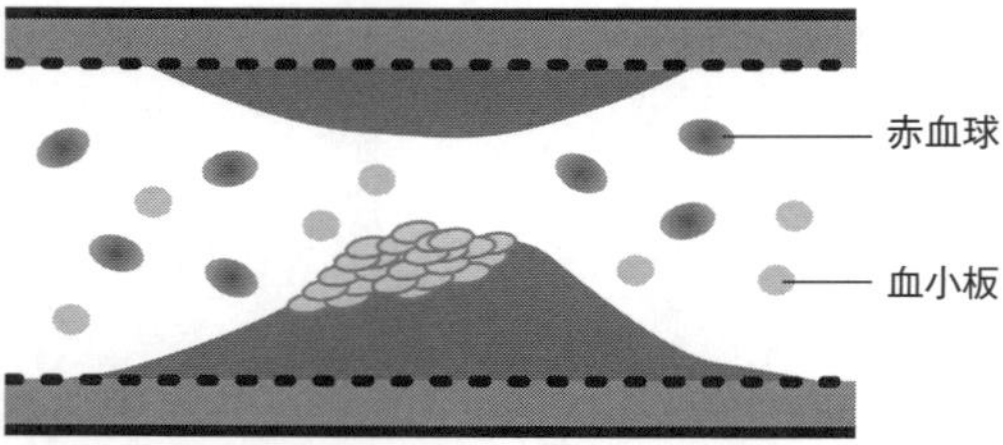

血管の内側が傷つくと、そこに血小板がくっつき、
血のかたまり（血栓）が出来やすくなります。

血液の流れが悪くなる

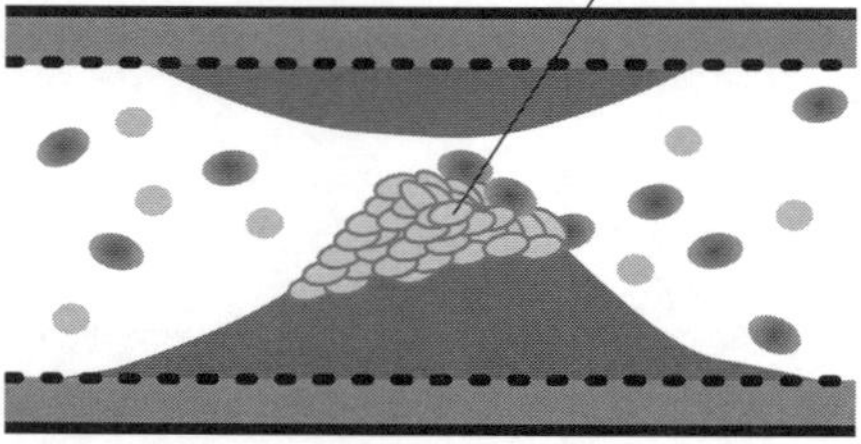

血栓が大きくなり、血液が十分に行きわたらなくなります。
血栓により、血管がつまってしまうこともあります。

動脈硬化が進行しても、自覚症状はありません。そしてある日突然、心筋梗塞や脳梗塞を発症し、最悪の場合死亡、あるいは寝たきりといった事態になる場合もあります。

こうした事態を防ぐには、健康診断で血管や血液の状態を把握し、正常値を維持する、あるいは正常値に少しでも近づけることが肝要です。食事、運動、睡眠、ストレスコントロール、持病のある人はその治療など、出来ることはたくさんあります。

健康診断の結果がよくない、既に糖尿病などの持病がある人も、あきらめることはありません。血管や血液の状態を改善することは、どんな人でも可能です。血管や血液、特に血管の状態をよくすることで、様々な健康問題が改善します。

次章からは、脳卒中や心臓疾患などの病態を紹介しながら、改善方法を探っていきます。

第2章

脳卒中にはなりたくない

寝たきりの4割は脳卒中

第1章のはじめにご説明したように、高齢化が進む日本では、寝たきりの患者さんが増えています。その数は100万人を超え、2025年には200万人を超えると推計されています。

誰しもその200万人の中には入りたくありません。が、入りたくないと念じるだけでは効き目はありません。寝たきりの原因を知り、ならないような対策を立て、それを実行することです。

繰り返しますが、寝たきりの最大原因は脳卒中です。そのパーセンテージは、寝たきり状態の患者さんの約4割に上ります。

「脳卒中」という言葉は昔から使われていますが、「卒」には突然に、「中」には当たる、という意味があります。つまりふだん元気な人が、ある日突然倒れ、そのまま帰らぬ人になってしまうといったイメージの病気だったのでしょう。

今日でもそれは変わりません。昨日までバリバリ仕事をして、よく食べ、よく飲み、ゴルフや旅行を楽しんでいた人が、何の前触れもなく倒れて病院に運ばれるというパターンです。「あんな元気な人が」「スポーツ万能だった人が」と周囲の人を驚愕させるのが脳卒中です。

ただし昔と違うのは、今日、脳卒中になっても「そのまま帰らぬ人」にはならない事。さかのぼれば健康診断の結果、高血圧や脂質異常症が指摘されていた人が多い事でしょうか。

悲惨な後遺症が一番怖い

医学の発達した今日、脳卒中でも救急救命医療によって多くの人が一命を取り留めるようになりました。

それはそれで素晴らしい事ですが、喜んでばかりはいられません。なぜなら脳卒中で命をつないだ人の多くが、その後遺症に苦しんでいるからです。

一命は取り留めたけれど、後遺症が残った。言語障害で話が出来なくなった。半身不随でひとりでは立ち上がることも出来ない。全身まひで寝たきりの人もいます。身体の自由を失うだけでなく、意志表示も困難になる人もいます。何とか身体は動くようになっても、認知機能に障害が現れる高次脳機能障害に苦しんでいる人もいます。

高次脳機能障害は、最近ようやく知られるようになった後遺症です。交通事故などが原因の事もありますが、脳卒中の後遺症でも発症します。体でなく脳に障害が残り、記憶力をはじめ、言語や思考、感情にも問題が発生します。新しい事が覚えられない。1つの事に集中出来ない。怒りっぽく感情的になる。

こうした後遺症は、体が動く場合は特に理解されにくく、仕事を失ったり、対人関係がうまくいかず精神的に追い込まれていきます。

昨日まで健康そのものだった人が突然そうした状態に陥るわけですから、そのショックは例えようがありません。

最も厳しいのは家族の負担

脳卒中の後遺症で苦しんでいるのは、本人ばかりではありません。後遺症のために自立した生活が出来なくなれば、身の回りの世話をするのは家族や周辺の人々という事になります。多くは配偶者や兄弟姉妹、あるいは子どもが介護者となってその任を負うことになります。

麻痺があって体が自由に動かせなくなった患者さんの場合、日常生活の全てに介護が必要になります。体の左右どちらかが動かせない片麻痺であっても、ふとんの上に起き上がる事さえ難しいのが現実です。

例えば朝起きて着替える。トイレで排泄する。顔を洗って髪を整える。朝食を食べる。ここまでの日常動作に、全て介護者の介助が必要です。身体的にも、時間的にも介護者には重い負担がのしかかります。

「介護離職」という言葉がありますが、これは障害のある本人ではなく、介護のために家族が仕事を止めざるをえない事を意味しています。そうなれば収入はどうなるのでしょう。経済的にも困難になります。

もちろん介護認定を受けてサービスを受けることも可能ですが、意外にひとりで抱え込む人が少なくありません。結果、介護者が追い詰められてうつになるなど、精神的な負担もはかりしれません。

つまり脳卒中の後遺症で自立した生活が出来なくなれば、介護する側は身体的、時間的、経済的、精神的など何重もの負担を抱えることになるのです。

脳卒中にさえならなければ、ふだんから気をつけていれば、血圧を下げる努力をしていればと後悔はつきませんが、後の祭りです。

減る脳出血、増えている脳梗塞

脳卒中は、脳の血管が詰まる脳梗塞と、脳の血管が破れる脳出血に大別されます。

昔は脳卒中といえば脳出血（脳溢血）が多く、一度なったら亡くなる人が多い病気でした。今日、脳出血の大きな原因が高血圧であることがわかり、これを改善することで脳出血の患者さんは減っています。一方脳梗塞の患者さんは増加しています。

この変化の背景には、日本人の食生活の変化が大きく関わっていると言われています。昔、死因の第一位が脳出血だった頃、日本人の食事は塩分が非常に多いものでした。漬物や干物などの塩蔵品中心のおかずと米飯。しょっぱいおかずでご飯を食べるのが日本人の典型的な食事でした。

この過剰な塩分が高血圧を招き、脳出血を起こす人が多かったのです。

今は減塩が提唱され、「しょっぱいものは控えめ」が常識です。日本人の血圧は全体的に下がり、また医学治療で下げることも出来るので、脳出血の患者さんは減少したというわけです。余談ですが、減塩によって胃がんも減っています。

一方食生活は欧米化し、日本人も高脂肪の食べ物をたくさん摂るようになりました。バターやチーズ、生クリームなどの乳製品やサシの入った牛肉、サラダにはドレッシングなど、洋風料理は脂肪分が多く、それゆえにおいしく感じられるものです。この高脂肪食によって、血中の中性脂肪やコレステロールが増え、動脈硬化が進みやすくなったのではないか、と考えられていました。

最近の医学研究で、動脈硬化は糖質による脂肪に問題があるとする説が上がり、意見が分かれています。

また脳梗塞になる人が増えたのではなく、脳出血が減ったことによって相対的に脳梗塞が増加して見える可能性もあります。

このあたりまだはっきりしない要素もありますが、いずれにしても今、脳卒中で亡くなる人の6割以上が脳梗塞であることは事実です。

脳梗塞の3タイプ

脳梗塞は、どこの血管がどのように詰まるかで名称も重症度も病態も異なります。

人の脳の動脈は、まず太い動脈が３つ（前大脳動脈、中大脳動脈、後大脳動脈）あり、それぞれ２本ずつあります。この中で特に詰まりやすいのは中大脳動脈です。

この動脈は、心臓から血液を運び上げる主要な血管であり、脳の底に到達したあたりで脳に阻まれて蛇行し、細かく分岐していきます。曲がった血管から細かい入り組んだ血管につながっているため、構造的に詰まりやすくなっています。

その脳梗塞には代表的な病気が３つあります。ラクナ脳梗塞、アテローム血栓性脳梗塞、心原性脳硬塞です。

日本人に最も多いのがラクナ脳梗塞で、脳梗塞の約半分を占めていましたが、近年は少しずつ減りつつあり、逆にアテローム血栓性脳梗塞、心原性脳硬塞が増えていると言

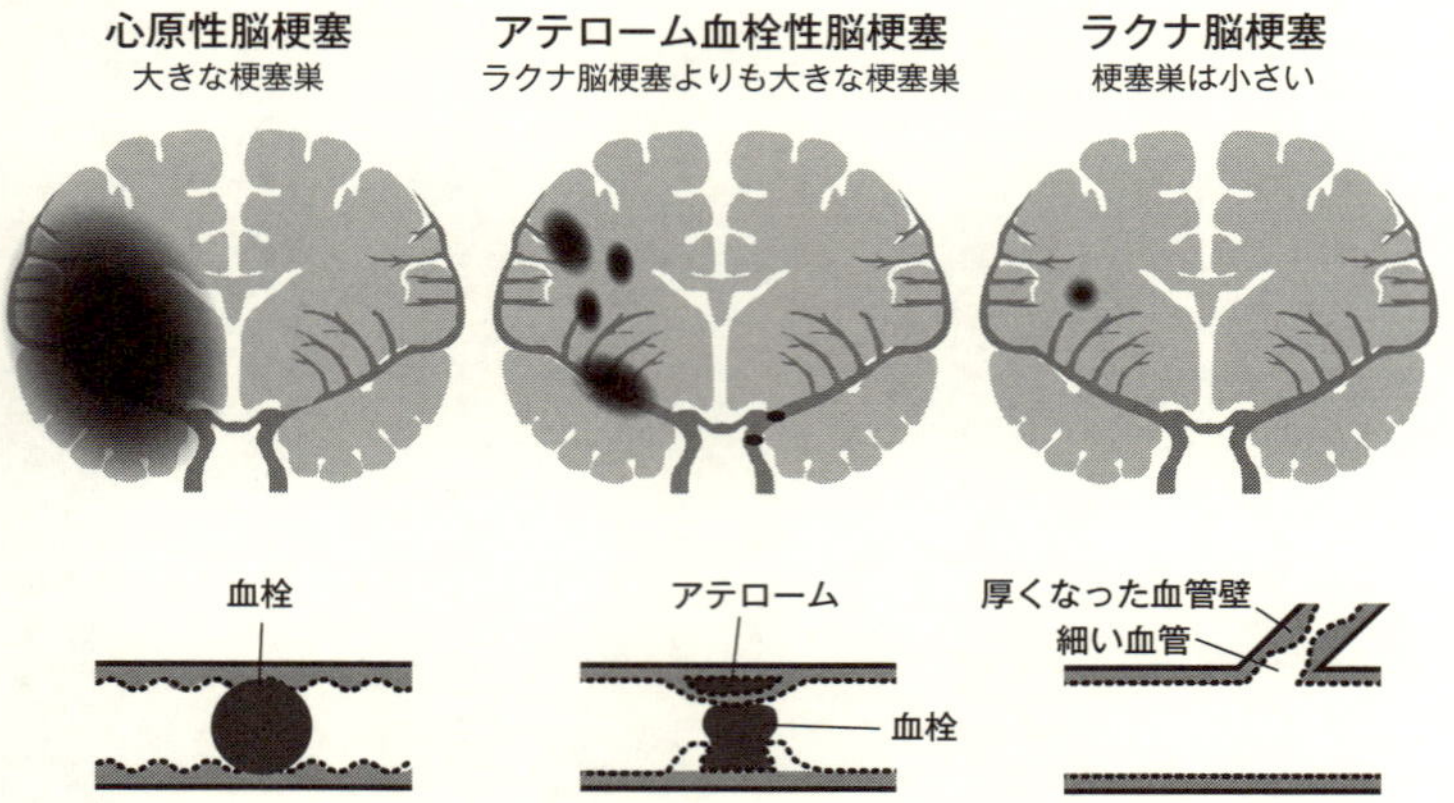

われています。

▼ラクナ脳梗塞

脳の最も細い血管が詰まる脳梗塞です。主な原因は高血圧と加齢で、年月を経て少しずつ傷んだ血管が、だんだん詰まって脳の深い部分に小さな梗塞が出来ます。

医学的には直径1・5㎝以下のものを言い、中高年になれば多かれ少なかれ誰にでもあるものです。

小さい梗塞なので影響が少なく、発作のような大きな現れ方はしません。しかし繰り返し出来て梗塞の数が増えると、次第に症状が出てきます。これを多発性脳梗塞と言い、ろれつが回らなくなったり、真っすぐ歩けない、ものを落とすなどの症状が出ることもあります。

また少しずつ症状が現れ、ゆっくりと進行するので、単なる老化現象だと見逃されているうちに大きな発作になることもあるので、軽視は出来ません。

「ラクナ」とはラテン語で「小さな孔」という意味です。日本人に一番多いタイプで、日本人の脳梗塞の半数はラクナ脳梗塞です。

▼アテローム血栓性脳梗塞

頸部など比較的太い動脈に発生します。もともと動脈硬化が進行していて、高血圧、脂質異常症、糖尿病などの生活習慣病がベースにある場合が多いです。

アテロームとは、動脈硬化の項で説明した粥状動脈硬化のことです。脳の血管が硬くなったところに、血液中にだぶついたコレステロールなどの脂質がお粥のように付着して、それがはがれて血栓が出来、血管が詰まってしまう脳梗塞です。

発作としてはっきり症状が出るのは安静時が多く、起床時に体がうまく動かせない、言葉が出ない、視野が欠けるといった症状で気づく人が多いようです。

▼心原性脳硬塞

心原性脳塞栓症とも言います。元読売ジャイアンツの長島茂男監督が発症した病気として、知られるようになりました。脳梗塞の一種ですが、原因は心臓にあります。心臓に出来た血栓がはがれ、血流に乗って脳まで届き、頸動脈などの太い血管を詰まらせることで発症します。

なぜ血管でもない心臓に血栓が出来るのでしょうか。

通常、健康な心臓は一定のリズムを刻んで収縮・拡張し、一定量の血液を全身に送り出しています。ところが何らかの原因で心拍に乱れが生じると、心臓の働きが不規則になり、送り出す血液の量も多かったり少なかったりするようになります。これが不整脈の一種、心房細動です。

心房細動によって古い血液が心房内に残されるようになると、やがてよどんで血のかたまり（血栓）になります。それが心臓から押し出され、首の動脈を通って脳に向かいますが、大きな血栓なので大動脈を詰まらせてしまいます。詰まる血管が太ければ影響を受ける脳神経も広範囲になり、重症化してしまいます。

発症すると、その6割が寝たきりか死に至るという重篤な病気です。それだけに長嶋監督の回復は驚異的と言われているのです。

メタボリックシンドロームは脳梗塞の温床

脳梗塞はある日突然発症する、と言います。確かに目の前で一緒に食事でもしていた人が倒れたりすると、「突然」「前触れもなく」と感じるものです。

しかしそれは、あくまで血管の中がどうなっているかがわからないからです。本人には全く自覚症状がなくても、確実に動脈硬化が進行し、血管内部はボロボロになっていた可能性大です。そういう意味では、脳梗塞を起こす人の多くには確かな「前触れ」があったはずです。

脳梗塞を引き起こす原因、あるいは状態として認識していただきたいのはメタボリックシンドロームです。

メタボリックシンドローム判定基準

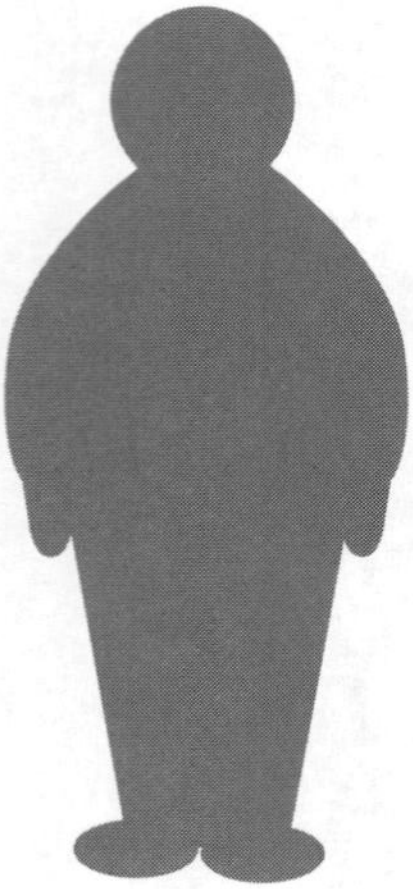

ウエスト

男性…85cm 以上／女性…90cm 以上

しかも……

血　圧

最高血圧　130mmHg 以上、
または最低血圧 85mmHg 以上

血中脂質

HDLコレステロール 40mg/dl 未満
または中性脂肪が 150mg/dl 以上

血　糖

空腹時血糖値　110mg/dl 以上

**の３項目のうち、
２項目以上に該当する方**

２００５年、日本動脈硬化学会等が日本におけるメタボリックシンドロームの診断基準を発表しました。それはまず第一に内臓肥満がある事。内臓肥満とはウエストサイズが男性では85㎝以上、女性では90㎝以上である事。加えて脂質異常症、高血圧、糖尿病のうち２つ以上を合併している事です。

メタボリックシンドローム、通称メタボは、今大抵の人が知っていて、「いや～メタボなんだよ」などと冗談めかして笑っている人も多いのではないでしょうか。まるで「ちょっと太りすぎ」「ビール飲みすぎ」の意味のように。

これは大いなる間違いだと言えるでしょう。もしそうお考えの方がいたら、すぐ考えを改めていただかなければなりません。

メタボリックシンドロームとは、動脈硬化が進行していて、いつ脳梗塞や心筋梗塞になってもおかしくない状態を意味しています。

メタボに加えて問題なのは過剰な飲酒、喫煙、ストレスなど。メタボにこれらの要素が重なると、明日倒れてもおかしくない。明後日には寝たきりになっているかもしれないと考えて下さい。

ですので、もしメタボであることが判明したら、血相を変えて体調の改善に励んでいただかなければなりません。体重を減らし内臓脂肪を減らし、血圧や血中脂質を正常値に近づけなければ、明日は病院かもしれないのです。

内臓脂肪は恐ろしい

メタボの話を続けます。

メタボリックシンドロームの診断基準の必須項目・内臓脂肪。これは何を意味しているかご存じでしょうか。

肥満の尺度？　洋服のサイズ問題？　外見的な問題？　であればいいのですが、本当はもっと恐ろしい医学的な問題を含んでいます。

以前内臓脂肪は、エネルギーの貯蔵庫くらいにしか考えられていませんでした。ところが研究が進み、内臓にへばりついた脂肪が様々な生理活性物質を分泌し、我々の生命活動に影響を与えていることがわかってきたのです。

その生理活性物質は、動脈硬化や糖尿病などを引き起こすものもあれば、防ぐものもあります。

内臓脂肪が適正であれば、生活習慣病を防ぐ健康効果の高いものが分泌されますが、脂肪が一定量を超えると、死を招く様々な物質をまき散らす有害な存在になります。

内臓脂肪が適正な場合、分泌する生理活性物質は次のようなものです。

レプチン…………満腹中枢を刺激して食欲を抑えます。

アディポネクチン……血圧や中性脂肪を下げます。血管の修復にも関わります。

この2つは文句なしで健康効果が高く、肥満を防ぎ生活習慣病を防ぎます。しかし内臓脂肪が過剰になると、次のような物質がたくさん分泌されるようになります。

TNF-α…………腫瘍壊死因子。その名の通り本来は炎症を起こして腫瘍を殺す性質を持っています。しかし腫瘍のないところでも炎症を起こし、インスリンの働きを妨げ、血糖値を上げてしまいます。

アンジオテンシノーゲン…血圧を上げます。

PAI-1…………血栓（血液の塊）を作り、動脈硬化を促進します。

IL6…………組織に炎症を引き起こす炎症性サイトカイン

内臓脂肪がたまると、こうした物質は血流に乗って全身に運ばれていきます。それによって血糖値や血圧は上昇し、血管内部では内皮細胞が傷ついて動脈硬化が進んでしまいます。糖尿病、脂質異常症、ひいては脳梗塞などの血管障害が起きやすくなるのがおわかりでしょう。

こうした物質は皮下脂肪からも分泌されていますが、その量は内臓脂肪に比べて非常に少ないことがわかっています。同じ脂肪でも内臓脂肪が問題とされるのは、こうした事からです。

炎症、酸化ストレスが血管や組織を傷つける

内臓脂肪が過剰になると、様々な生理活性物質が分泌されます。その多くは炎症性サイトカインと呼ばれ、血管や内臓などの組織を傷つけてしまいます。

ではこの炎症はなぜ起こるのでしょう。

そもそも体に起こる炎症とは、本来は必要なものです。例えば細菌やウイルスなどの病原体が侵入すると、我々の体では免疫細胞が集まって、炎症を引き起こして外敵を殺そうとします。熱は苦しいものなので病原体が引き起こしているように感じますが、発熱しているのは我々自身です。風邪をひいても、ケガをしても、がんになっても、炎症が起こり熱が出るのは自己防衛反応であり、免疫のなせるワザなのです。

免疫が敵と戦っている時、我々の体は発熱します。体は戦場なのです。苦しいのでどうしても熱を下げたいと思ってしまいますが、熱や炎症は必要があって起きているのです。

さてこの時、炎症性サイトカインや免疫細胞がまき散らしているのが活性酸素です。炎症とは活性酸素による酸化ストレスそのものです。

ところがこうした炎症反応は、時としてウイルスや細菌などの敵がいない時にも起きてしまいます。前述の過剰な内臓脂肪などが原因で、いったん炎症性サイトカインが分泌されてしまえば、その後の反応を止めることは難しく、血管や組織の損傷を止めることは出来ません。肥満は炎症反応と免疫学ではとらえています。

この過剰な炎症、活性酸素による酸化ストレスを防ぐことが、血管においては動脈硬化の予防や改善になり、ひいては脳梗塞の予防になることは間違いありません。

一過性脳虚血発作は重大な「警告」

脳梗塞の話に戻します。

通常、脳梗塞は前触れもなく突然起こるものですが、例外と言っていい場合もあります。それは大きな脳梗塞の前に、一過性脳虚血発作という症状が起こることがあるからです。

一過性脳虚血発作とは、それ自体が一種の脳梗塞です。血栓が出来るなどして一時的に脳動脈が詰まりますが、じきに血栓は流れてしまい血流は再開します。そのため、数分から長くても数十分で症状が治まってしまいます。

症状は軽い脳梗塞そのもので、「左右どちらかの手足の感覚がない」「ろれつが回らない」「片方の視野が見えなくなった」「話そうとしても言葉が出てこない」などです。

あまりに短時間で治まってしまうため、多くの人はそれを脳梗塞とは思いません。症状が出ているうちは、「ひょっとして」と思いますが、じきに「元通りになったから大丈夫」と考えてしまいます。

これが大間違い。一過性脳虚血発作は、じきに発症する大きな脳梗塞の警鐘であり、一刻を争う緊急事態です。すぐに病院を受診し、脳の状態を診てもらわなければなりません。

一過性脳虚血発作を起こした人は、3か月以内に15%～20%の人が重い脳梗塞を発症しています。さらにその半数は数日以内に、重篤な脳梗塞を発症することがわかってきました。特に一過性脳虚血発作のあと48時間以内が危険です。

この発作を起こした場合は、必ず当日に専門医のいる病院を受診し、どのような症状があったかを医師に伝えましょう。

2013年、政治家の石原慎太郎氏は「軽い脳梗塞」で入院しましたが、その後退院し、後遺症もなく元気に活動を続けています。氏はその時の様子について「朝、靴紐を結ぼうとしたらうまく出来なかった。これはまずいと思って急いで病院に行った」と語っています。

氏の「軽い脳梗塞」とは、まさに一過性脳虚血発作であったと考えられます。靴紐を結ぶという何でもない動作が、脳で起こっている異変を知らせてくれたわけです。もし「靴紐くらいどうということはない」と無視していたら、どうなっていたでしょう。

一過性脳虚血発作できちんと治療を受けることで、本格的な脳梗塞は未然に防ぐことができます。

もし「靴紐がうまく結べない」くらいの小さな異変があったら、これはいい機会だと考えて病院を受診しましょう。

脳出血

脳卒中の4割に上る深刻な病気

脳で起きる血管障害・脳卒中の中で、血管が詰まるのが脳梗塞、切れて出血するのが脳出血です。昔は脳溢血と呼ばれていました。

脳出血は、脳内にはりめぐらされた細小動脈が破れて出血し、血のかたまり（血腫）ができる「脳内出血」と、脳の表面を覆っている膜の間で出血する「くも膜下出血」の2つに分けられています。この2つのうち、食事などの生活習慣が大きく影響するのが前者の「脳内出血」です。（以下、一般的な「脳出血」と記載します）

脳出血の患者さんは減りつつありますが、それでも脳卒中で亡くなる人のうち4割はこの疾患です。また一命を取り留めても重い後遺症が残ったり、寝たきりになることもある深刻な病気です。

脳梗塞でも脳出血でも、重い後遺症が残るとその後の人生は悲惨なことになります。

ならないことが一番ですが、万一かかった場合、初期対応によって明暗が分かれますので初期症状を覚えておくことが重要です。

また原因がわかっているので、予防効果が期待できる疾患でもあります。

脳出血の最大の原因は高血圧

脳出血の最大の原因は高血圧です。

血圧が高い状態が長い間続くと、脳の血管が少しずつ傷んできます。これが動脈硬化を進行させ、血管はもろくなり、内壁に小さなこぶ（動脈瘤）が出来ます。そこにさらに高血圧の負荷がかかると、ついには血管が破れて出血するのがこの疾患の発症です。

そのため発作は温かい部屋から寒いトイレに入った時や、炎天下のゴルフ中など気温の変化が大きく、血圧の変動しやすい日中に起きやすい特徴があります。

その他の原因としては糖尿病、脂質異常症、肥満などメタボリックシンドロームの要素が挙げられます。こうした要素が重なって動脈硬化が進行し、いつ破裂してもおかしくない血管になってしまうわけです。また喫煙、大量飲酒、ストレスなどが発症の引き金になることもあります。このあたりも脳梗塞とほぼ同じです。

また脱水も発症のきっかけとして挙げられます。真夏の暑さ、入浴の後、スポーツの後など大量に汗をかくと脱水状態になります。汗は血液から作られるので、発汗すると血液の濃度が高くなって血流が悪くなります。そうすると心臓はがんばって血液を送り出すため、血圧が上がり脳出血につながるのです。

このように述べると、血圧のコントロールさえできれば脳出血は予防出来ると言えます。

出血の場所によって症状が変わる

脳内で血管が破れると、出血した血が固まり血腫になります。血腫は周囲の脳細胞を

脳出血の起こりやすい部位と頻度

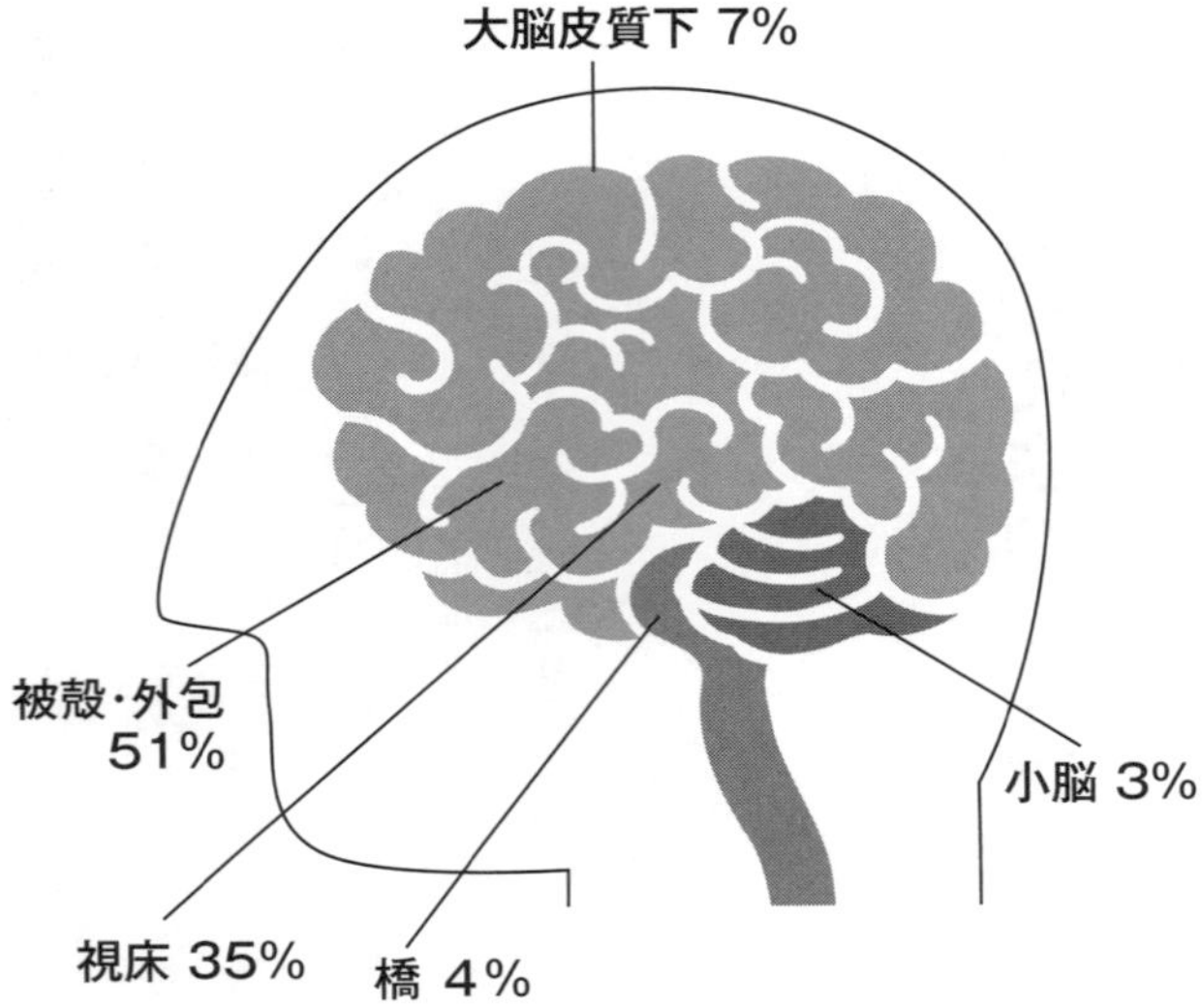

圧迫します。そのため脳が司る様々な働きが阻害され、心身の機能に支障が起きてきます。

脳出血は血管があるところならどこでも発生しますが、起こりやすい場所があります。特に大脳の真ん中の視床とその外側の被殻と呼ばれる部分が好発部位で、この2か所で脳出血の8割以上を占めると言われています。

脳の図を見るとわかるように、視床のある場所は脳の底の部分で、頸動脈を経て血圧の影響をダイレクトに受けます。出血頻度が高いのはそのためと考えられます。

視床には感覚中枢があるので、ここで出血が起こると、身体の左右どちらかの感覚が麻痺したり鈍くなったりします。その周りには脳内につながる神経がぎっしり束になっている箇所があり、顔面や手足の麻痺、言語障害などが発生します。

視床の内側には脳室といって、脊髄や大脳表面につながっている箇所があるため、ここがダメージを受けると、手足がうまく動かせなくなったり、動かすつもりがないのに勝手に動いたり（不随意運動）が起きる事があります。

初期症状を見逃さない。頭痛、めまい、嘔吐に注意

脳出血の初期症状で代表的なものは頭痛、めまい、嘔吐です。手足の痙攣、失禁も起きる事があります。

特徴は、体の左右どちらか片側に症状が現れること。片方の手足がうまく動かない、

両手を並行に持ち上げると片方だけ下がる、片方の口が閉じられずよだれが出る、食事の途中で箸を落とすといった症状が起きるので、これは脳出血かもしれないとわかります。

もし周囲の人に以上のような症状が見られたら、特に左右どちらかに麻痺が見られたら、急いで救急車を呼びましょう。

ここで躊躇して受診の機会を逃すと、脳出血はどんどん進行して重症化してしまいます。一刻も早く専門医のいる病院を受診することが、その人の運命を左右すると言っても過言ではありません。

くも膜下出血

くも膜という名称は、この疾患名以外で耳にすることは少ないと思われます。

左図を見ていただくとわかるように、くも膜とは、頭がい骨内、脳髄膜液の外側にあ

脳の構造

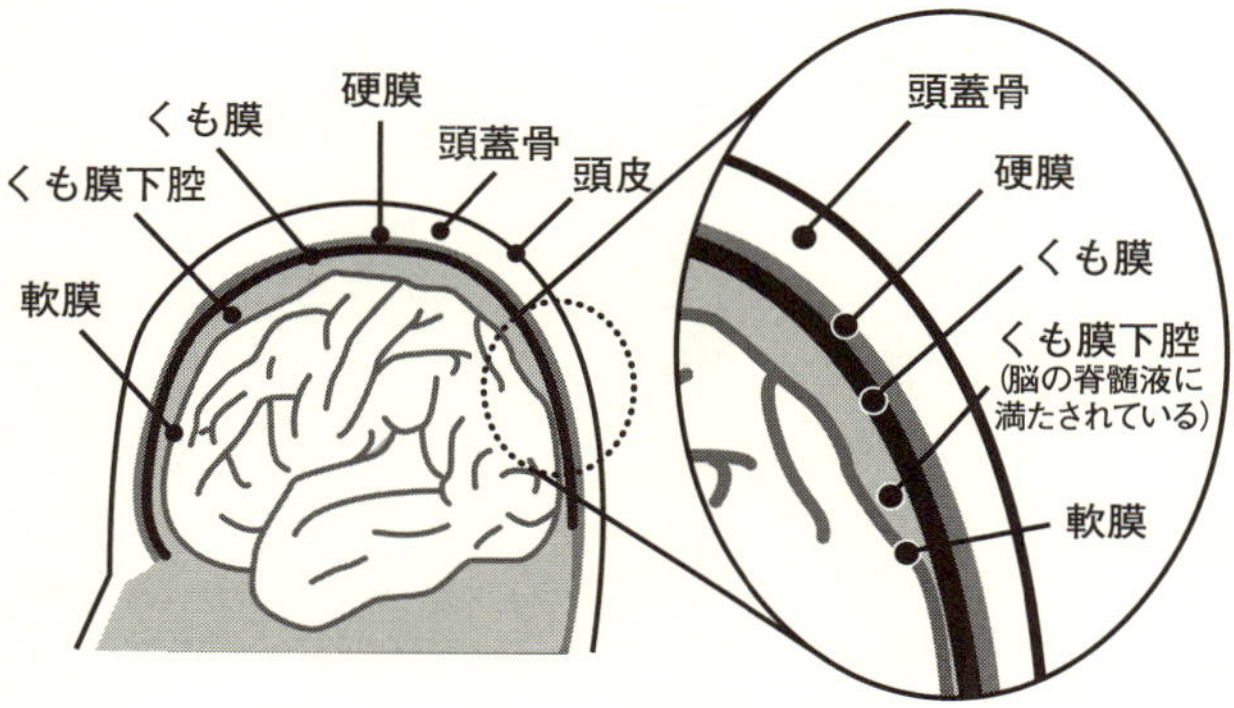

る3層の膜の真ん中にあります。くも膜と脳を覆う軟膜とは無数の繊維でつながっていて、その様子がクモの糸のようであるため「くも膜」と呼ばれています。くも膜と軟膜の間は脳髄膜液が満たされています。

脳は人間にとって最も重要な組織ですので、頑丈な頭がい骨の下に何重もの防護用の膜と緩衝材としての液体があり、多少の衝撃では傷つかないように守られているわけです。

くも膜下出血は、くも膜下の動脈にある動脈瘤が破裂して、軟膜との間の髄膜液内に血液があふれ脳を圧迫する病気です。

初期症状は激しい頭痛。よく「後頭部をバットで殴られたような」と形容される激しい頭痛が、ある日突然起こります。それからめまい、痙攣、嘔吐などが続くことが多いようです。くも膜下出血は中高年に多く、発症すると半数が亡くなる恐ろしい病気です。再発も多いため、最初の発作で一命を取り留めても安心は出来ません。

また最近は20代、30代でも発症するケースが目立ち、若い人でもこの病気が起こりうることを認識していただきたいものです。

動脈瘤と高血圧

くも膜下出血が他の脳卒中と少々異なるのは、発症の引き金となるのが動脈瘤である点です。この疾患につながる動脈瘤の多くは、脳の底にある大きな血管が枝分かれした部分に発生します。この血管が、心臓からの血流に押されて膨らんで瘤ができるのです。

動脈瘤は、全身の血管のどこにでも出来ますし、どんな人にでも出来ます。一説によると、40才以上の中高年では１００人に5人くらいは脳動脈瘤があると言います。実際脳ドックなどで、しばしば動脈瘤がみつかる人がいます。そのくらいに珍しくはないわけです。

しかし実際にこの瘤が破裂してくも膜下出血を発症する人は、その2〜3％と言われています。そうなると、例えば脳ドックなどで動脈瘤が発見された場合どうすべきかが難題です。リスクはあるので、外科的手術で処置することは可能です。しかし放置しても9割以上の人は発症しないのですから、判断は難しいです。

くも膜下出血を発症する原因としてもう1つ、遺伝的要因があります。脳の血管が生まれつき弱く動脈瘤が出来やすい、破裂しやすいという人がいるのです。もし両親や親せきにくも膜下出血を患った人が複数いるようなら、自分自身も可能性としてなりやすいことを認識しておいた方がいいでしょう。

さてこの動脈瘤ができる原因、破裂する原因として第一に挙げられているのが高血圧です。発症を防ぐには、一にも二にも血圧のコントロールということになります。また高血圧になる背景には動脈硬化があることが多いので、食事や生活習慣などを改善して、高血圧や動脈硬化を防ぎましょう。

脳卒中の予防と改善のために出来ること

脳卒中には、脳の血管が詰まる脳梗塞と破ける脳出血とがあることを述べてきました。いずれも血管に関わる疾患であり、原因は共通しています。

例えば高血圧、動脈硬化、あるいは糖尿病、脂質異常症、肥満、これらが絡み合ったメタボリック・シンドロームなどです。これに喫煙や大量飲酒が加わると、もはや脳卒中にならない方がおかしいというくらい危険な状態になります。

何度も述べた通り、脳卒中は、脳梗塞にしても脳出血にしても、大変に恐ろしい病気です。それは致死率が高いということより、今日の日本では死よりも辛い後遺症に苦しむ可能性が高い病気だからです。ぜひ多くの人が脳卒中の現状を知って、こうした悲惨な病気にならないよう気をつけていただきたいものです。

その手段として、食事をはじめとした生活改善は欠かせません。塩分を控え、肥満を防ぎ、禁煙し、お酒はほどほど、できれば運動などをして血圧を下げ、コレステロールや中性脂肪を下げ、血糖値を下げていくことです。

また健康診断や人間ドック、脳ドックなどで、自身の健康状態、特に血管の状態を把握することも大切です。

しかし中には、色々努力してもなかなか成果が出ない人もいます。特に血圧は、食事や生活習慣をいくら改善しても下がらないという人が少なくありません。血糖値や中性脂肪、コレステロールなども、一朝一夕には理想の数字にはならないものです。また仕事やその人のライフスタイルで、どうしても理想的な生活が出来ない場合もあります。

近年そうした人々が取り入れているのがサプリメントです。サプリメントは、食事と医薬品の中間的なポジションにあり、上手に取り入れると意外なほど効果を上げてくれるものです。特に食事だけではうまくいかない、さりとて副作用のある薬は使いたくない、あるいは薬はこれ以上増やしたくないという人にとってちょうどよい助け舟になるようです。

もちろんその人の状態にふさわしい、かつ良質なサプリメントでなければなりません。その選び方、あるいは試し方を本書でも提案していきます。

第3章

心筋梗塞・狭心症では死にたくない

心疾患は日本人の死因第2位

心疾患は日本人の死亡原因としては、がんに次いで第2位です。全死亡者の約15％にあたります。第４位の脳血管疾患が約10％ですので、血管系疾患としてみれば併せて25％。つまり日本人の４人にひとりが血管系疾患で亡くなっていることになります。

また死因第1位のがんが全身あらゆる臓器、組織の病気であることを考えると、心疾患は臓器1つの病気です。つまり1つの臓器による死亡としては最も多いことがわ

主な死因別死亡数の割合（平成23年度）

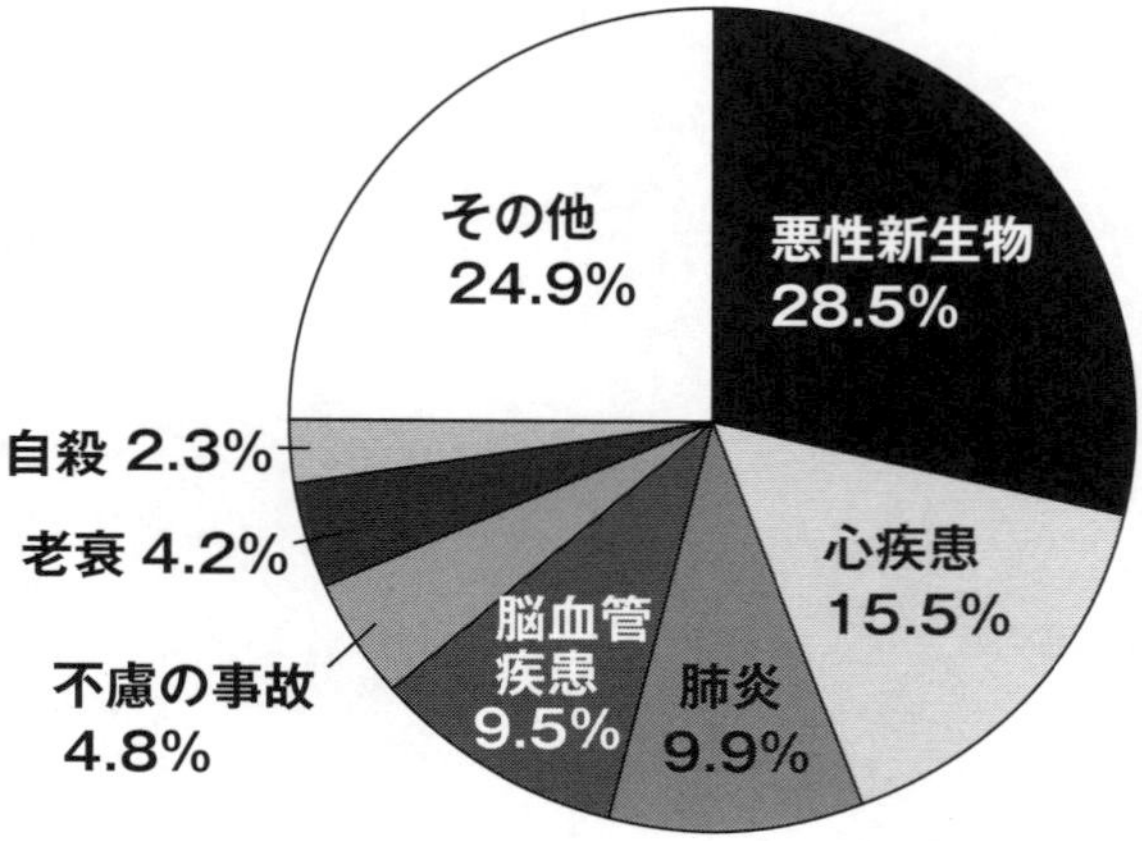

厚生労働省HPより

かります。

心疾患の中でも主要な病気は心筋梗塞と狭心症。いずれも心臓の動脈が詰まったり狭くなったりする病気です。血管が閉塞するとその先に血液が通わなくなる病気なので、これらの病気を虚血性心疾患と言います。心筋梗塞のために心臓の機能が低下することを心不全と言い、これを含めると、虚血性心疾患は全心疾患の8割に達します。

心筋梗塞を発症する人は年間約15万人、そのうち3割の5万人は残念ながら亡くなります。

驚異の臓器・心臓

心臓は驚くべき臓器です。1日に10万回も収縮と拡張を繰り返し、全身に血液を送り出しています。1日に送り出す血液量は7000ℓとも8000ℓとも言われ、この作業を80年、90年と続けていることになります。

冠動脈図解

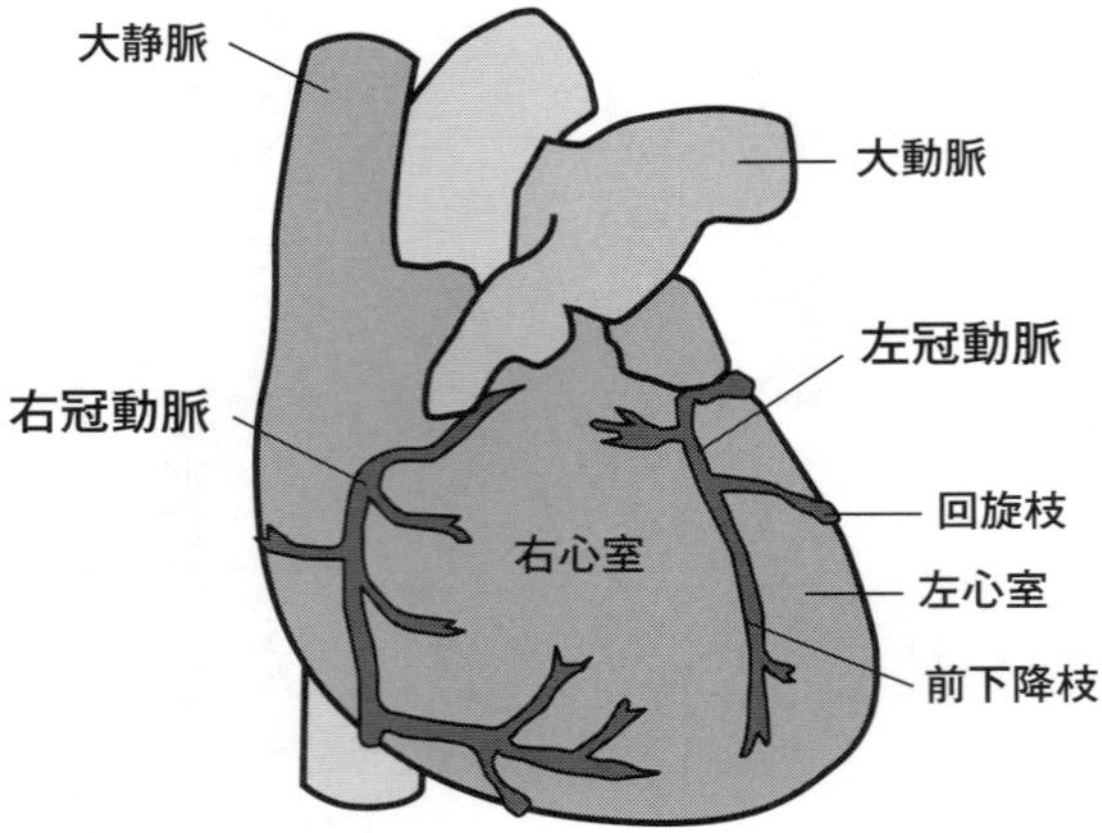

心臓が送り出す血液には酸素と栄養素がたっぷり含まれ、心臓がぎゅーっと縮むとそれが動脈を通って全身の細胞に送り届けられます。そして心臓が拡張する時には、全身の細胞から二酸化炭素や代謝物を含んだ静脈血が戻ってきます。

こうした激務をこなす心臓自身も酸素や栄養を必要としており、心臓を包み込むように血管が取り巻いています。この血管を冠動脈と言います。

心臓は頑丈な筋肉で出来ており、それを心筋と言います。

心臓から伸びる大動脈から左冠動脈、右冠動脈が伸びて心臓を抱え、そこから枝のような細い血管が伸びて張り巡らされ、心臓に入り込んでいます。

動脈硬化が招く狭心症、心筋梗塞

1日の中で心臓の拍動は決して一定ではありません。人が眠っている時やのんびりくつろいでいる時、心臓はゆっくり拍動しています。体がそれほどたくさんの血液を必要としていないからです。

しかしスポーツをしたり、階段を駆け上がったりすると、心臓はたちまち激しく拍動し、大量の血液を送り出します。人の活動量に応じて、心臓は収縮と拡張を加減しているわけです。

健康な人の場合、心臓はこうした活動の変化に速やかに対応します。血管がしなやかで内腔もきれいな場合、血流は問題なく血管内を駆け巡ります。

しかし冠動脈に動脈硬化が起こっているとどうなるでしょう。

血管の内壁にこびりついたコレステロールなどで内腔は狭くなり、血液は充分流れることが出来ません。すると心臓は、一段と強く収縮してたくさんの血液を送り出そうとします。そのため血圧は上昇し、血管壁への強い圧迫が加わるようになって、次第に血管が傷んできます。

動脈硬化では、血管壁に粥状態の柔らかいプラークが形成されます。これが血流で流されると、そこに血栓（カサブタ）が出来ます。血栓もまたはがれて新たな傷が出来ます。こうしたことが積み重なって、次第に内腔は狭くなっていくのです。

ところが動脈硬化には全く自覚症状はありません。何となく調子が悪いとか、疲れやすいといった病気の予兆のようなものがないのです。実際に狭心症や心筋梗塞という診断がつく時は、危険が迫っていることが多くなります。

狭心症と心筋梗塞は、いずれも心臓の冠動脈に起こる動脈硬化が原因です。心臓の筋肉、つまり心筋の血液が失われる「虚血」が原因なのでどちらも「虚血性心疾患」と言います。

動脈硬化によって血流が悪化しても、回復する力が残っている場合が狭心症、そうした力が残っていないのが心筋梗塞です。どちらも命に関わる病気ですが、重症度で言えば回復力のない心筋梗塞の方がより深刻です。

問題のない痛み、問題のある痛み

動脈硬化によって冠動脈が狭くなっても、はじめは特に異常はありません。しかし徐々に変化が起きてきます。

例えば急に走り出した時。全身の筋肉を動かすためにたくさんの酸素やエネルギーが必要になるので、心臓は全身に血液を送り出します。その際は心臓自身もたくさんの血液が必要になります。

ところが冠動脈が狭くなっていると、十分な血液が心筋に届けられず「虚血」という状態になり、激しい痛みが発生します。よく「締め付けられるような激しい痛み」がすると言います。

ふだん運動していない人は、急に走り出すと息が上がって苦しくなります。多少胸が痛いという事もあるでしょう。それは誰にでもある事です。しかしそれまで感じたことのない痛みや圧迫感があるとなると問題です。

痛む場所も、心臓だから左胸とは限らないようです。みぞおち、肩、腕、背中など広範囲に痛むことがあります。上半身のあちこちが痛む。恐怖を感じるほど痛むのであれば、狭心症を疑ってみた方がいいかもしれません。

痛み以外にも、胸が絞めつけられるような圧迫感、胸の熱感、大量の冷や汗、息苦しさなどがあります。

狭心症の痛みは、通常は急な運動時に起こる事が多いものです。しかし夜ゆったり眠って、朝急いで活動に入る時など、静から動に変わる時にも起こるとされています。

ニトログリセリンは狭心症の特効薬

狭心症は、心臓の冠動脈の一部が恒常的に狭くなって発症します。そのため急な運動など同じような状況で狭まった血管の先が酸欠状態になり、発作を繰り返します。治療においては硝酸薬、β遮断薬、Ca拮抗薬などを使って、血管を広げて酸素の供給量を増やしたり、心臓の働きを控えめにして酸素不足にならないようにしたりします。

また狭心症と言えば、特効薬として有名なニトログリセリンがあります。ご存じのようにこの薬は爆薬がルーツです。昔、ニトログリセリンでダイナマイトを作っていた工場で、狭心症の持病を持つ工員がなぜか発作が起きない事から生まれた薬だと言われています。その後ニトログリセリンには血管を広げる作用があることがわかり、薬として使われるようになりました。

今日でもニトログリセリン、通称ニトロは狭心症の命綱として、患者さんにとってなくてはならないものです。発作時に服用すれば(飲み込むのではなく舌下で溶かす)、5分〜15分で発作が治まります。

もしそれでも治まらなければ、そして痛みがさらに激しいものであれば、狭心症の段階を超えて心筋梗塞である可能性があります。痛みが以前より強くなってくるのも要注意です。

致死率40%の心筋梗塞。迷わず119番

前述したように狭心症と心筋梗塞は、心臓の冠動脈が狭くなる、あるいは詰まる病気です。狭心症だった患者さんの動脈硬化が徐々に進行し、心筋梗塞になる場合もあります。しかし最も多いのは、動脈硬化の血管のプラークが破裂して血栓が出来、急に血管が詰まるケースです。

痛みも心筋梗塞の方がはるかに強烈です。狭心症が「締め付けられたような」痛みというなら、急性心筋梗塞は「象に踏まれたような」「火箸を刺されたような」など、例えも激烈で、間違いなく「死の恐怖」を感じるものであることは確かです。

しかもそれが何十分以上も続くのですから、それだけでも恐怖です。本書冒頭で述べたように、「どうせ死ぬなら心筋梗塞で」とは、口が裂けても言えないのではないでしょうか。

しかし問題は痛みだけではありません。痛みの原因である冠動脈の閉塞、つまり血液が止まってしまうことが大問題です。そうなれば心臓を動かしている心筋に酸素も栄養

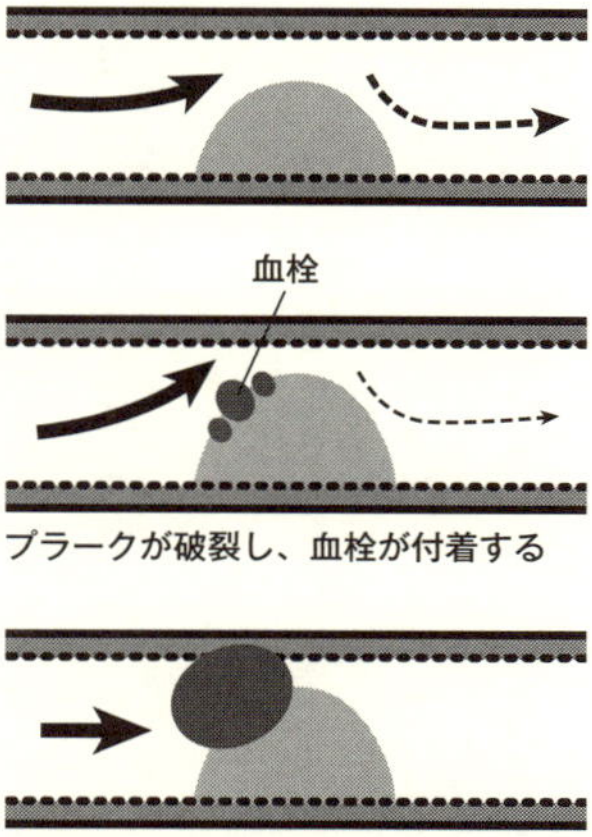

プラークが破裂し、血栓が付着する

血栓がだんだん大きくなり、血管をふさぎ、
血流が完全に途絶えてしまう

もいかなくなり、やがて心筋は壊死していきます。

心筋が壊死すれば心臓は動かなくなり、全身の血液が不足します。そうなれば全身のあらゆる細胞、組織、臓器が弱り、命の危険が差し迫っている状態になります。

急性心筋梗塞を発症すると、今日でもおよそ40％が2日以内に命を落とすと言われています。

同じ心筋梗塞でも症状には個人差があり、たちまち命の危険が迫る人もいれば、持ちこたえる人もいます。なかには何時間も胸の痛みに耐えた後に受診する人もいて、一概には言えませんが、そうなる前に、急性心筋梗塞の発症の時点で一刻も早く受診し、心臓機能を回復させなければなりません。15分以上激しい痛みが続く時点で緊急事態です。ためらわず119番に電話しましょう。

急性期を乗り切っても治ったわけではない。再発に一生注意

急性心筋梗塞の死亡率は今日でも4割に達し、救急医療が発達した今日でも難しい病気であることは変わりありません。

しかし残り6割は助かる病気であり、とにかく早く受診することが第一です。これは発症時の状況、周囲に人がいるか、速やかに救急車が駆けつけ一刻も早く病院での治療にこぎつけるかによります。また心筋梗塞の重症度、年齢、余病の有無、体力などによってもその後の状態は違います。

ここまで述べたように心筋梗塞は心筋が壊死してしまう病気なので、治療によって命

をつないだとしてもその後の状態が変わってきます。壊死した筋肉は、その後いくら治療しても生き返りません。例え命がつながっても、心臓の機能は発作前の状態には戻らないからです。

ですので一度心筋梗塞と診断されたら、再び発作を起こさないようにする事が最も重要です。無症状でもきちんと治療を継続し、食事や運動、仕事など生活習慣を改めることです。

命に関わる合併症に注意

さて心筋梗塞には様々な合併症があり、命に関わるものも少なくありません。

例えば不整脈です。

不整脈は、一定の拍動を刻む心臓の機能に支障が起きる症状です。色々なタイプがありますが、最も多いのは心室頻拍症です。文字通り拍動が速くなるもので、健康な状態であれば毎分60～80回という心拍数が、突然毎分１３０回～２５０回にも跳ね上がります。最悪の場合、血液を送り出すことがほとんどできない心室細動という状態になり、脳への血流が停止してしまう事もあります。

また心室ブロックと言って、心房から心室への電気的な刺激が伝わらなくなり、全身に血液が送れなくなることもあります。

また心臓機能が極端に低下して血液を送ることが出来なくなる心原性ショックや、心筋の壊死により心臓そのものが破れてしまう心破裂など、死につながる合併症があります。

ここで言葉の説明をしておきましょう。

「心筋梗塞」は病名で、発症してから72時間以内であれば「急性心筋梗塞」と言います。既に心筋梗塞と診断されていた人が発作を起こしても、急性とは言われません。初めて発作を起こして病院で心筋梗塞と診断されると「急性心筋梗塞」となるわけです。

また「心不全」もよく耳にしますが、これは病名ではなく、心臓の機能全体が著しく低下している状態をさします。

年間1万人、無症状の心筋梗塞もある

心筋梗塞と言えば激しい胸痛が特徴ですが、中にはほとんど痛みもなく、自覚症状がないまま発症する人もいます。これは「無痛性心筋梗塞」と呼ばれ、決して少ない数ではありません。

そうした人はたまたま健康診断や人間ドックの心電図や血液検査で異常が発見されたり、全く異なる病気で受診して心筋梗塞が発見され治療にこぎつける場合があるのです。

なぜ痛みを感じないのでしょうか。

それは糖尿病の合併症、神経障害が原因の事が多いようです。神経障害は知覚神経の麻痺を招くことがあり、痛みを感じなくなる場合があります（逆に異常がなくても痛みを感じることもあります）。心筋梗塞という命の危機に直面しても、それがわからないという事があるのです。

糖尿病は動脈硬化になりやすく、合併症としても心疾患、血管障害を起こしやすいものです。前段階としての狭心症がなくても心筋梗塞になる事はあるので、糖尿病の人は

要注意です。

ただし痛み以外にも心筋梗塞に付随する症状があります。それは冷や汗です。

心筋梗塞では心臓機能が急激に弱まり、全身に送る血液の量が一気に低下します。すると血液の送り先はまず脳や心臓など重要な臓器が優先され、四肢の末端などの細かい血管が収縮。この時汗腺が同時にキューっと収縮して大量の冷や汗が出るのです。痛みはなく暑くもないのに大汗をかき、顔面が蒼白。これを異常に感じて受診すると心筋梗塞とわかる場合があるのです。

無痛性心筋梗塞は、決して少なくありません。年間4万人以上というこの病気による死者の中に、1万人はそうした患者がいると言われています。

糖尿病などの持病がある人は、心筋梗塞を起こす可能性があること、痛みを感じなくても冷や汗が危険信号である事を覚えておきましょう。

急に太った。止まらない咳は狭心症？

話を狭心症に戻します。

狭心症でも、痛みを全く感じない無痛狭心症があります。この場合もやはり糖尿病による神経障害が原因である事が多いようです。

狭心症は心臓の冠動脈が狭くなり、血流が悪くなって発症しますが、締め付けられるような痛みが発作のサインです。ところが神経障害で痛みを感じにくくなっていると、繰り返す発作にも気づかずにいる事があります。

その狭心症にも、意外に知られていない症状があります。それはなかなか「止まらない咳」と急な体重増加です。

狭心症で心臓の機能が低下すると、血液を押し出す力だけでなく、血液が戻る力も低下します。すると体のあちこちでうっ血が起こり、浸透圧の関係で水分だけが血管外に染み出してしまいます。そのため手足がむくみ、体重が増えてしまうのです。

手足だけでなく心臓にも肺にも水がたまります。それで長く咳が止まらない状態になる事があるわけです。

咳が続くので喘息や気管支炎、あるいは結核や肺炎を疑う場合が多いでしょうが、実は狭心症という事があります。胸痛がないうえに咳が続く、太る。これが狭心症というのは驚かされますが、それでも全くの無症状よりはましかもしれません。受診の機会があれば、必ず異常は発見されます。

その背景にはやはり糖尿病がある事が多いのですが、それだけではありません。認知症などでも、知覚神経が異常を来して痛みを感じない場合があります。その場合はご本人以外、家族や周囲の人々が気づいて発見につなげなくてはならないでしょう。

ストレスが原因？若くても狭心症、心筋梗塞は起こりうる

狭心症や心筋梗塞などの心疾患は、動脈硬化の進んだ中高年の病気と言うのが一般的

な認識でした。けれども20代~40代という若さで心筋梗塞を発症する人もいます。最近でもスポーツ選手や芸能人など、こうした病気とは全く無縁に見える人の発症や急死のニュースがもたらされ、衝撃が走りました。

実際には、若年層の心疾患が増えているというデータは見当たりません。ただ若くても動脈硬化が進み、心疾患になることは十分あり得ますし、不思議ではありません。これは脳梗塞や脳出血、あるいは糖尿病でも同様です。

動脈硬化がいつ頃から始まるのかについて、統一された見解はまだありません。研究が進むにつれて若年化している印象があります。最も早い見解としては、人が生まれて血管が機能し始めた時点から動脈硬化は始まるとする説もあります。

10代頃から、20歳頃からという説もあります。少なくとも動脈硬化は、中高年よりははるかに早い時期から始まると考えた方がいいようです。そう考えれば若い年代の心筋梗塞もありえます。

若い世代、20代~で発症する心筋梗塞は、動脈硬化以外にストレスの問題が大きいと推察されています。ストレスは心臓や血管にとって、大きな負荷となります。

読者のみなさんは、精神的な悩みでお腹が痛くなったり、心臓が締め付けられるように感じたことはないでしょうか。ストレスは自律神経のバランスを崩し、交感神経の高ぶりが治まらなくなることがあります。その結果、動悸や血管の収縮を招き、心筋梗塞のスイッチが入ってしまうのです。

ニュースをにぎわす有名人は、常に多くの人の期待を背負い、その重圧と戦っています、そのストレスたるや常人の想像を超えるのかもしれません。

ほかにも喫煙やアルコールの過剰摂取などの物理的な負荷が加わると、たとえ動脈硬化が軽いものでも心筋梗塞を起こすことがあります。

不整脈や心不全、深刻な後遺症

心筋梗塞は冠動脈が詰まって血流が途絶え、酸素や栄養の欠如によって心筋が壊死してしまう病気です。治療によって命をつなぐことが出来ても、壊死した心筋は元には戻りません。従って失われた心筋の範囲や状態によって、後遺症も変わってきます。

心筋梗塞の後遺症には、例えば心室期外収縮や心室頻拍といった不整脈があります。これは心筋の壊死によって、心臓の収縮のリズムが狂うために起こります。不整脈は動悸や息切れ、めまいなどを招きます。動悸やめまいがひどい場合、失神する場合もあります。最悪の場合、心室細動と呼ばれる重度の不整脈を起こし、死亡する危険性もあります。

また心筋の壊死が広範囲に及ぶと、心臓の機能全体が低下し、心不全におちいることがあります。心不全になると全身のエネルギー不足のために常に倦怠感や疲労感を感じるようになり、どうしても生活が不活発になってしまいます。

また心臓機能が低下すると血流が悪くなるため、足など下半身に水がたまり、むくみやすくなります。

さらに問題なのは再発のリスクです。繰り返しますが一度壊死してしまった心筋は元に戻りません。治療によって元気になったとしても、心臓の機能は以前よりかなり低下していることを忘れてはならないのです。

このように心筋梗塞を発症してしまうと、それ以前の健康体には戻れないのが現実です。

そうしたことを考え合わせると、心筋梗塞にはなりたくない。それ以前の狭心症にもなりたくない。それを招く動脈硬化を少しでも改善しておきたいと思わずにはいられません。

動脈硬化の悪化要因を1つずつ取り除く

さて心筋梗塞や狭心症などの血管障害は、ベースとなるのが動脈硬化であることは変わりありません。加えて糖尿病や高血圧、脂質異常症、これらが複数合わさったメタボリックシンドロームなどの負荷が加わると発症に拍車がかかります。さらに大量飲酒、喫煙、ストレスが加わると誰でも狭心症や心筋梗塞を発症する可能性が出てきます。

いったん発症すると回復までにかかる時間、体力、お金などはかりしれない狭心症、心筋梗塞。また一生再発のリスクや合併症と戦わなければなりません。

こうした病気の不安を抱えている方、再発や合併症と戦っておられる方は、長い道のりを歩んでいると考えられます。治療中の方は薬物療法が中心でしょう。再発や合併症を防ごうとしておられる方は、それ以外にリハビリにも励んでいることでしょう。

願わくはこうした病とは無縁でありたい。それが一番です。

しかも狭心症も心筋梗塞も動脈硬化がベースにあり、それは誰でもある程度は起きていることなので、それを病的な状態にしないような工夫が必要です。そう願うのが少々遅かったとしても、動脈硬化の段階であれば大丈夫です。今から動脈硬化を悪化させる要素を1つずつ取り除いていけばいいのです。そのための方策について考えていきましょう。

第4章
動脈硬化を改善すれば血管障害にはならない

動脈硬化を予防・改善する

脳卒中や心筋梗塞は、がんより怖い病気です。これらの病気でポックリ逝きたいと願う人が多いようですが、実際にはそう簡単にポックリいける病気ではありません。激しい痛みと共に発症し、悲惨な後遺症で苦しみ続け、再発の危険と隣り合わせなのがこれらの血管障害です。

従って今日、もし死ぬようなことがあっても「脳卒中や心筋梗塞にだけはなりたくない」と考えた方がいいのです。

脳卒中や心筋梗塞などの血管障害は、その前段階に動脈硬化があります。動脈硬化を防ぎ、血管をしなやかで丈夫に保つことが出来れば、脳卒中や心筋梗塞などの血管障害は高い確率で防ぐことが出来ます。

また現在、動脈硬化が進行しているという人も、すぐにメンテナンスすれば、確実に改善して血管障害を遠ざけることが出来るでしょう。

読者の方には、まずはご自身の健康診断の結果を見て、ＬＤＬコレステロールとＨＤ

Ｌコレステロール、中性脂肪、血糖値、血圧などが正常の範囲内かどうか確認してください。

動脈硬化は様々な検査結果を総合的に見て判断するものであり、これ以上が動脈硬化であるとか、これ以下ならそうではないといった単一の検査や数値はありません。頸部エコーやＭＲＩなどの画像診断で血管の厚さを計測する検査方法もありますが、一般的には健康診断の数値で判断できます。

動脈硬化の原因を取り除く

動脈硬化の原因には次のようなものがあります。

・高血圧
・脂質異常症（高脂血症）
・糖尿病

・肥満
・喫煙
・運動不足
・アルコール
・ストレス

これらのうち高血圧、脂質異常症、高血糖、肥満（腹囲）はメタボリックシンドロームの要素であることはご存じの通りです。これに運動不足を含めて肥満の原因と考えることも出来ます。

メタボリックシンドロームは動脈硬化、ひいては血管障害の主要な原因です。その経緯は次の通り。運動不足や食べ過ぎで内臓脂肪がたまり（肥満）、高血糖、高血圧が続けば脂質が血管にたまり（脂質異常症）、動脈硬化が進行して血管障害の脳卒中や心筋梗塞を発症する、となります。

ということは、これらの要素を1つ1つ取り除いていけばいいことになります。その説明の前に、喫煙とアルコール、ストレスについて考えてみましょう。

タバコとアルコールは直接脳卒中、心筋梗塞の引き金をひく

喫煙とアルコールの過剰摂取、強いストレスは、血管障害の原因としてはメタボリックシンドローム（以下メタボ）とは少し違う性質を持っています。これらの要素は直接的に血管を傷つけ、メタボでない人にも脳卒中や心筋梗塞を引き起こす可能性があるからです。

まず喫煙。タバコの害は今さら言うまでもないかもしれませんが、血管に対する具体的な悪影響を認識していただきたいので述べることにします。

まずタバコの煙に含まれるニコチン。これは交感神経を刺激し、血管の収縮、血圧上昇などを招きます。同じく煙に含まれる一酸化炭素は赤血球と結びつき、酸素の取り込

みを低下させます。そして最も問題なのは、タバコが大量の活性酸素を発生させることです。

活性酸素はあらゆるものを酸化し、特に血管内皮細胞に炎症を起こし、動脈硬化を進行させます。血栓を出来やすくし、コレステロールや中性脂肪を酸化して過酸化脂質に変え、血流の悪化を招きます。まさに百害あって一利なしです。

喫煙者であれば、タバコを吸った瞬間に血管が収縮する感覚がわかるはずです。あの瞬間、動脈硬化で狭くなった血管の内腔がさらにきゅっと締まっているのです。その瞬間に、脳卒中や心筋梗塞が目の前に迫っていると言っても過言ではありません。

次にアルコール。アルコールはタバコに比べると害は少ないとされます。適量であれば血圧を下げたり、善玉といわれるＨＤＬコレステロールを増やしたり、ストレス解消にもなります。フランス人がワインをたくさん飲んでいるのに心臓病が少ないのは、こうしたアルコールの作用に加えてワインのポリフェノールの強い抗酸化作用によると考えられています。

ただアルコールの過剰摂取は肝臓にとって負担になり、中性脂肪の値が増え脂質異常症を招きます。またアルコールは肝臓で分解される時、アセトアルデヒドという有毒物質に変わります。日本人の半数はこれを分解する酵素が不足しているので、多くの人がお酒を飲むたびに血液中に毒物が流れ、血管を傷つけていることとなります。

こうしたことからタバコは吸わないこと、アルコールは適量とするのが、血管障害の予防や改善にはかかせません。

過度のストレスが血管障害を招くわけ

第3章の心筋梗塞の項でも述べましたが、ストレスが体に及ぼす影響はとても大きいものです。

ある程度のストレスは気分を高めたり、乗り越えた時の爽快感を招いたりしてプラスに作用します。しかし過度のストレスが続くと自律神経が不安定になり、交感神経と副交感神経のバランスが乱れてきます。特に日中の活動量を上げる交感神経が興奮しすぎて血圧を上げ、休息を促す副交感神経へのバトンタッチがうまくいかなくなります。すると夜眠れなくなったり、動悸がしたり、食欲不振を招いたり、逆に過食につながったりします。

するとストレスから体を守るためにコルチゾール等の抗ストレスホルモンが分泌され、これがさらに血管を収縮させ、心拍数を上げて血圧を上げてしまいます。このホルモンの作用で血糖値も上がってしまいます。

血圧上昇、高血糖は血管を傷つけ、動脈硬化を進行させます。

ストレス・コントロールは現代人にとって、また現代人の血管にとって非常に重要です。出来るだけストレスはためこまないように、その解消法をみつけて実践していきましょう。またその解消法がアルコールやタバコになってはかえって害になりますので、運動や趣味などで楽しく解消していくことです。

メタボリックシンドロームを改善する

メタボリックシンドロームを予防・改善する基本は、やはり食事です。メタボになった原因も食事ですし、解消するのも食事しかありません。

減塩で血圧を下げる

血管障害において、高血圧が及ぼす影響は非常に大きいと言えます。血圧が高いという事は、常に血管の内側から押し広げようとする負荷がかかっていることになり、ダメージで血管が傷み劣化が進んでしまいます。

高血圧の大きな原因は塩分なので、何より減塩です。2015年4月1日より、厚生労働省は日本人のナトリウム（食塩相当量）の目標量を男性8・0g未満、女性7・0g未満としました。実際は男女とも10g前後は摂取しているので、2〜3割は減らしましょうという事です。

実際には、自分がどれくらいの塩分を摂取しているか知らなければなりませんので、市販の塩分測定器（数千円）で測ってみたり、「食事に含まれる塩分量表」などを参考にします。

血圧の正常範囲は収縮期の最高血圧、いわゆる高い方が135㎜Hg未満、拡張期の最低血圧、いわゆる低い方が85㎜Hg未満です。この数値を目標にしましょう。

塩分は血管内皮細胞の炎症を促進する

塩分の摂りすぎは高血圧以外にも問題を起こします。それは塩分が多すぎると細胞に慢性的な炎症を引き起こすからです。

2013年の科学誌ネイチャー（4月25日）によると、イエール大学などの研究で、体液に塩分が過剰になると、免疫細胞が炎症性サイトカインを大量に分泌すること、また炎症性サイトカインを分泌する免疫細胞自体も増えることがわかりました。

これはマウスや試験管内の細胞を使った実験から得られた説ですが、他にもヒトを対象とした実験で、高塩分の食事を摂り続けていると体の炎症反応が非常に高くなることが示されています。慢性的な炎症は痛みこそ伴いませんが、細胞をじわじわと傷めつけて劣化、老化させます。それが血管内皮細胞で起きれば、動脈硬化を引き起こし、血管障害を招きます。

減塩が重要なのは血圧を下げるためだけでなく、血管の細胞を守るためでもあるわけです。

高血糖はなぜ血管に悪いのか

メタボリックシンドロームの1つの要素である高血糖。これは糖尿病の要件ですが、ここでは動脈硬化という観点から考えてみましょう。

最近の研究で、高血糖、特に食後の急激な血糖値の上昇が動脈硬化を進行させてしまうことがわかってきました。特に空腹時血糖値との差が大きいほど、血管にダメージを与えてしまうようです。

食後血糖値が高いということは、食事のたびに血糖値が大きく跳ね上がることを意味します。一日3食とすると3回の高血糖です。

多すぎる糖は血液中でどうなるのでしょう。適正な量の糖は細胞に取り込まれ、ミトコンドリアでエネルギーに変換されます。それが過剰だとミトコンドリアでのエネルギー生産も過剰になり、活性酸素が大量に発生してしまいます。

さらに糖は、周辺組織、特にタンパク質と結びついて、これを糖化し変質させてしまいます。いわゆる糖化タンパク質（終末糖化産物AGE＝Advanced Glycation End Products）の生成です。

AGEは一種の老化物質で、いったん出来てしまうと分解されにくく、皮膚や内臓、血管などの細胞を劣化、老化させます。またAGEも活性酸素をたくさん発生させるため、酸化ストレスで周辺組織が老化、劣化していくのです。血管壁やプラークは酸化され、炎症を引き起こします。プラークが炎症を起こしてはがれると血栓になり、血管を詰まらせます。酸化して炎症を起こした血管が破れると出血します。こうして血管の組織は傷つき、柔軟性も弾力もなくなっていきます。

このように糖化と酸化は相まって起こります。こうした現象は高血糖の血液が流れる全身の血管で発生するため、全身至るところの血管が動脈硬化を起こし、破れたり血栓を作ったりします。

こうした現象が脳の血管で起これば脳卒中、心臓の血管で起これば心筋梗塞です。最近の研究で、食後の血糖値が高い人は、血管系疾患で死亡するリスクが、そうでない人の何倍にもになることがわかりました。

グルコーススパイクを防いで血管を守る

なぜ空腹時血糖値が高いことより食後血糖値が高い方が、動脈硬化や血管疾患のリスクが高いのでしょう。それはやはり食後高血糖の方が血糖値の日内変動が大きいことに原因がありそうです。

高血糖には、ふだんから恒常的に血糖値が高い持続型高血糖と、食後に急激に血糖値が上がりその後急激に下がるタイプがあります。この血糖値の変動の激しい後者を「グルコーススパイク」タイプと呼び、最も動脈硬化を進行させる原因として世界的に研究が進んでいます。

グルコーススパイクが起こると血管では活性酸素が発生し、血管内皮細胞は酸化ストレスで炎症が起こります。これによって死滅する細胞もあります（アポトーシス）。この後血糖値が急激に下がるのですが、炎症反応は終わりません。細胞死が続いて内皮細胞は傷つき、動脈硬化がさらに悪化してしまうと考えられています。

こうした研究報告を受けて、２００７年、国際糖尿病連合が『食後血糖値の管理に関するガイドライン』を発行（２０１１年改訂）。それによると食後高血糖が動脈硬化の独立した危険因子であると強調しています。

こうしたことから動脈硬化を防ぐためには、高血糖、特に食後高血糖を防ぐことが重要だと言われるようになりました。動脈硬化、さらに心血管疾患や脳血管疾患の予防のためには、食後血糖値のコントロールが最重要課題であるとされています。

動脈硬化を予防・改善する「糖質制限食」

最近話題の「糖質制限食」をご存じでしょうか。食事から糖質（炭水化物）を減らすことで、ダイエット効果が上がり血糖値も下がるとして、大変注目を浴びています。本書のプロローグにご登場いただいた岡野哲郎博士も、この食事療法によってＨｂＡ１ｃほか様々な検査値が正常化したことを語ってくださいました。

糖質制限は糖尿病だけでなく、動脈硬化にも有効であることは前述の通りです。食後高血糖は動脈硬化の大きな原因であることは確かですので、従来のカロリー制限食より効果が期待できます。

糖質制限ですのでごはん、パン、麺類などの炭水化物を食事から減らします。糖そのものといえる甘いお菓子や飲み物ももちろん同様です。どのくらい減らすかは本人次第。全く食べないというのではなく「減らす」のです。

世の中には極端に走る人が少なくなく、ダメとなったら本当に炭水化物を一切食べないという人もいます。案外この方法はお医者さんに人気があって、テレビの健康バラエティ番組で「私は何年も炭水化物は一切食べていない。おかげで健康そのもの！」と声高に語るドクターが何人も見受けられます。

しかしどうでしょう。日本人はお米を食べる民族です。ごはんが好きな人は多いはずです。ごはんが全く食べられないなんて生きる喜びが半減してしまう、かえってストレスになるという人も多いのではないでしょうか。

炭水化物を全く食べないのではなく、「減らす」。例えば夕飯からごはんを抜く。朝食や昼食では食べてもよいとします。あるいは3食均等に炭水化物を減らしてもいいでしょう。

こうして糖質をほどほどに制限することで、おそらく血糖値、内臓脂肪はいい具合に減ってくれると考えられます。

食べ物の種類と順番を考える

糖質を控えめにすることの次におすすめしたいのは、食べる食品の順番を考えることです。

最初は野菜。次が海草、豆類。次に肉や魚などのタンパク質。最後にごはんなどの糖質を食べます。

野菜や海草、豆類などは食物繊維の豊富な食品です。食物繊維は糖質の吸収をゆるやかにするので食後の高血糖を防げます。

次がタンパク質や脂質。肉や魚などのメインディッシュを食べます。バターや調理用油脂も一緒でかまいません。面白い事に、動物性タンパク質や脂質も、血糖値の上昇は起こりません。

最期が糖質＝炭水化物です。すでに色々なものを食べて栄養素が体内に取り込まれているので、糖質を体が吸収するスピード自体がゆっくりになっていると考えられます。

出来れば炭水化物も、玄米や全粒粉など皮のついた穀物がおすすめです。穀物の外皮は食物繊維が豊富なので、消化吸収がゆっくりです。

血管内皮細胞の細胞膜は脂質で出来ている

動脈硬化を予防・改善する食事では、油脂の摂り方も気をつけましょう。

いわゆる糖質制限食ではカロリー制限なし。糖質さえ食べなければ肉や油脂、生クリームやバターも食べ放題と言いますが、これには最近疑問符がついています。実際に連日唐揚げや焼肉などを食べ続けて、血糖値はともかくコレステロールや中性脂肪は増加しないのでしょうか。動脈硬化の予防や改善が期待出来るのでしょうか。

個人差も気になります。同じものを同じように食べても太る人と痩せる人がいるのですから、1つの方法が全ての人にあてはまるとは言えないはずです。

そこで本書では、食事における脂質は、たとえ高血糖にならなくても食べ放題ではなく、選んで食べるべきだと提案しておきます。

さてその脂質は、タンパク質と並んで体の組織、細胞の材料となる重要な栄養素です。細胞膜やホルモンは脂質で作られます。特に必要とされるのは脳です。脳は約6割脂質で出来ています。それだけに食事で摂取する脂質が重要なのはおわかりでしょう。

血管の細胞膜ももちろん脂質で出来ています。動脈硬化は血管の内皮細胞が傷ついて起きるのですから、その細胞膜がどんな脂質で出来ているかは大切な問題です。

バランスよく脂質を摂取する

さてその脂質ですが、その性質の違いは、脂肪酸と呼ばれる成分で決まります。

次ページの図を見ていただくとわかるように、脂肪酸は「飽和脂肪酸（主に陸上動物の油）」と不飽和脂肪酸（魚等と植物性の油）」に分かれます。さらに「不飽和脂肪酸」は「一価不飽和脂肪酸」と「多価不飽和脂肪酸」に分かれ、図のように分類されます。

n-9系に属するのがオレイン酸。酸化しにくく、悪玉と言われるLDLコレステロー

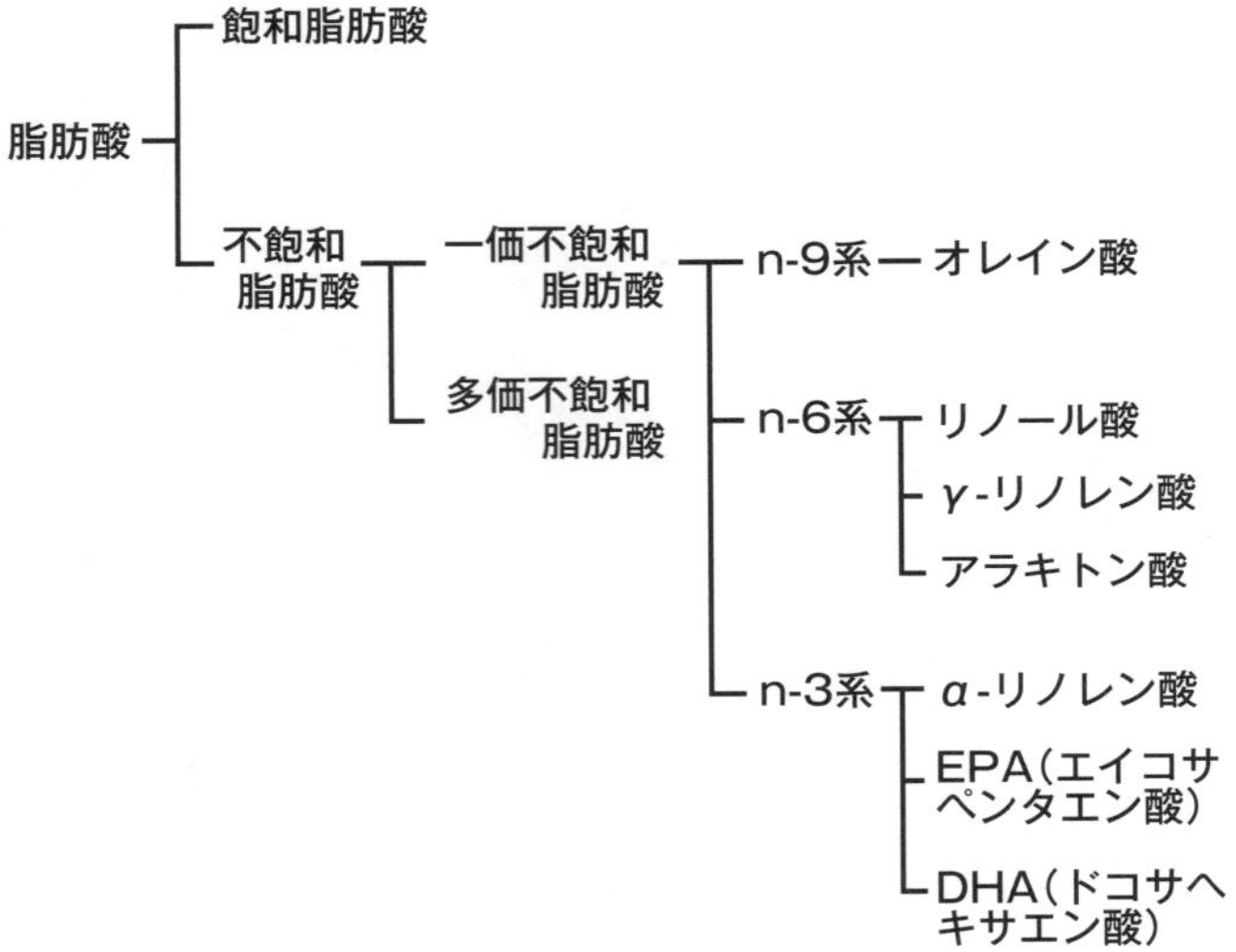

ルを減らすとされます。オリーブ油、紅花油などがこれです。

n-6系に属するのがリノール酸。必須脂肪酸の一種で、子供の成長に欠かせない成分です。大豆油、コーン油、サフラワー油、グレープシードオイルなどが含まれます。

n-3系はα-リノレン酸。やはり必須脂肪酸で、生活習慣病の予防に役立ちます。魚油、アマニ油、エゴマ油などが含まれます。

これらの脂肪酸は1つ1つ働きが違い、どれも重要です。従って全ての脂質をバランスよく摂取することで体全体の健康が維持、向上します。

不整脈、高血圧を予防し血栓を出来にくくするn－3系

全ての脂肪酸をバランスよく、と述べた後で何ですが、これらの脂肪酸の中で血管をしなやかに丈夫にするのに最も有用だと思われるのはn－3系の油です。特に血中の中性脂肪を下げて血液をさらさらにし、不整脈を防ぐ働きがあると考えられています。また高血圧を予防し、血栓を出来にくくするなど血管にとって重要な働きをたくさん持っています。

n－3系の油がユニークなのは、これらが体内に入ると、DHAやEPAに変わることです。いずれも魚には、初めからDHAやEPAとして含まれています。これらの脂肪酸は、動脈硬化を防ぐことが知られています。特にEPAは、動脈硬化ばかりでなく大きな血管障害を防ぐとされています。

少し前に1万人を超える脂質異常症の患者さんを対象に、EPAの効果を調べる大規模調査が行われたことがあります。それによるとEPAを摂取した患者さんは、摂取し

なかった患者さんより、冠動脈疾患（狭心症や心筋梗塞など）が2割ほど少なかったという結果になりました。

一方DHAは、脳の機能の維持や向上に有効だとされています。

n-3系の油はアマニ油、シソ油、エゴマ油などがあります。いずれも少し高額で、毎日料理に使ってたくさん食べる、というわけにはいかないかもしれません。従って少量ずつ野菜にかけて食べるなどするとよいでしょう。これらの油は熱に弱いので、生で食べた方が効果的です。

またDHAやEPAは、魚、特にサバやサンマ、イワシなどの青魚を食べることで摂取できます。

このように血管にとって有用なn-3系の油ですが、だからといってこればかりたくさん食べましょうというのではありません。他の不飽和脂肪酸や飽和脂肪酸もあわせて、バランスよく摂取することが大切です。

楽しんで続けられる有酸素運動を

動脈硬化を予防・改善して脳卒中や心筋梗塞を防ぐには、運動療法も大変効果的です。運動は動脈硬化はもちろんのこと、糖尿病、脂質異常症、内臓脂肪型肥満、高血圧などメタボリックシンドローム全般に効果があります。

もちろん心筋梗塞の直後など、体が極端に弱っている場合は別ですが、体を動かすことに特に健康上の問題がない方は、ぜひ取り組んでいただきたい方法です。

健康効果、医療目的で行う運動の基本は有酸素運動です。ウォーキングや水泳、体操など軽く息があがる程度の軽い運動を、継続して行いましょう。継続して、といっても必ず毎日というのではなく、週に4~5日は行うようにして長く続けることです。運動がストレスになっては逆効果ですので、習慣として楽しめることが肝心です。

健康のためによくウォーキングが勧められるのは、体の中で最も大きな筋肉である大腿部（太もも）の筋肉を使うからです。この筋肉を使うとエネルギー消費が大きく、脂肪を分解する「リポタンパクリパーゼ」という酵素が働き始めます。その結果、コレステロールのバランスがよくなり、動脈硬化の予防になるというわけです。

食後1時間後の運動でグルコーススパイクを防ぐ

動脈硬化の予防・改善のために行うので、最もおすすめなのは食後1時間後くらいに行う運動です。

食後1時間後といえば、食後血糖値が最も高くなる時間帯です。この時間に運動をすると、食事で吸収されたブドウ糖が、まず筋肉を動かすエネルギーに回され消費されます。すると血糖値も下がるので、血管を傷めつけ動脈硬化の要因となるグルコーススパイクが回避できます。

また血糖値が下がると、血液成分や血管内皮細胞のタンパク質の糖化が避けられ、やはり動脈硬化にブレーキがかかるというわけです。

この場合の運動は、スポーツウエアに着替えなければならないような本格的なものである必要はありません。食後でもあり、軽いものでいいのです。例えば夕食後1時間ほどしたら、30分くらい散歩に出かける。朝食後の通勤時に駅まで速足で歩く。雨の日ならテレビ体操などでもいいでしょう。

こうして食後高血糖を防ぐことでピンポイントで血管を守り、動脈硬化の予防・改善をはかります。

体を動かすことが好きでスポーツが趣味という人は、逆に無理をして関節を傷めないように気をつけましょう。できればご夫婦で、あるいは近所の仲間と、趣味のサークルでなど一緒に運動できる相手がいると安全ですし、励みになるようです。

運動によって内臓脂肪を減らすことが出来れば、この脂肪が分泌する炎症性サイトカインなどの困った生理活性物質を減らすことが出来て、予防・改善効果は大幅にアップします。

運動なんてつらいだけ、体力がないから無理と考えている人は多いかもしれません。けれども散歩や体操など軽いものでいいのです。食後1時間後に軽く体を動かす。それだけで様々な健康効果が得られます。

運動は薬のような副作用もなく、お金もあまりかからず、無駄のない効果的な方法です。

抗酸化力を高めるサプリメント

しつこいようですが脳卒中や心筋梗塞の背景には、ほとんど血管障害である動脈硬化があります。動脈硬化は、加齢、食生活、ライフスタイルなどが絡み合って進行します。血管内では血糖などの影響で血管のタンパク質の糖化が進み、活性酸素の発生によって炎症が進んでいきます。

それを予防・改善する方法は、ここまで述べてきたようにたくさんあります。たくさんありますが、なかなかうまくいかないと悩んでおられる人も多い事でしょう。

そこで多くの人々が試みているのが、漢方薬やサプリメントを取り入れる補完代替療法です。プロローグにご登場いただいた岡野博士もそうですが、医薬品だけでなく、食事療法とサプリメントを上手に取り入れて、血中脂質や血圧を下げている方がたくさんおられるようです。

岡野博士が取り入れたサプリメントがタキサス。もともとは漢方薬の素材で、抗がん剤のタキソールの原材料となる植物です。

では動脈硬化の改善には、どんなサプリメントが合っているのでしょう。

動脈硬化は血管が糖化し、活性酸素による酸化ストレスで慢性的な炎症を起こしているので、必要なのは抗酸化力です。

サプリメントはたくさんありますが、膨大な種類があって玉石混交。選ぶのが大変です。中には何が入っているのかわからない怪しげなものも存在します。そこで次に、サプリメントの選び方で失敗しない方法をご紹介します。

科学的検証がなされている抗酸化サプリメントの選び方

①信頼のおける複数の研究機関で研究、検証が行われている。

その素材や物質が動脈硬化にいい、血圧を下げるなど、言葉だけでいくら叫ばれても、信用はできません。複数の大学の医学部、薬学部、あるいは公的な研究機関で研究や検証が行われていることが重要です。その研究があまり古いものではなく、現在も続いていることも信憑性があります。

②ヒトへの臨床試験が行われている。

ヒトに対する臨床試験が行われている点も重要です。サプリメントにおいては、試験管内や動物実験は行っていても、ヒトへの試験がないものが非常に多いのが現状です。マウスで効果があったからといって、ヒトで効果があるという保証はありません。

③ 安全性が確認されている。

医薬品やサプリメント、食品など人が飲用するものは全て確かな安全性が保証されていなければなりません。公的に安全試験を行っている施設で試験を受け、安全性が確認されていることが重要です。

④ 研究論文が、信頼できる学術誌、専門誌に発表されている。

研究論文が学術誌、専門誌に掲載されているということは、多くの研究者や専門家が内容を検証することを意味します。もし研究内容に疑問符がつけば反論され、科学的検証をもってそれに答えなければなりません。研究論文の発表とは、そうした厳しい土俵に立つということです。

本書で紹介しているタキサスは、以上の項目を全て満たしています。次章にタキサスという薬用植物とこれまでの研究成果をご紹介します。

第5章

最強の抗酸化物質が動脈硬化を予防・改善する

～タキサスの発見と抗酸化作用の検証～

活性酸素が何種類もの炎症をもたらす

脳卒中や心筋梗塞を起こす原因である動脈硬化は、様々な炎症によって進行し、徐々に悪化していきます。この炎症に必ず関わっているのが活性酸素です。活性酸素は酸素があるところでは必ず発生しているのですが、動脈硬化が起きる血管内では特に盛大で、様々なかたちで発生し慢性的な炎症を引き起こしています。その発生元を少し整理してみましょう。

血管において特徴的なのはコレステロールとマクロファージです。その始まりはまずＬＤＬコレステロールが血中に多すぎることです。このコレステロールは脂質をたっぷり抱えて血管内皮の下に潜り込みます。この脂質が活性酸素によって酸化されると酸化ＬＤＬになります。

すると免疫細胞の一種のマクロファージが内皮に入り込み、酸化ＬＤＬを異物とみなして炎症性サイトカインや活性酸素を浴びせて炎症を起こし攻撃します。マクロファージは酸化ＬＤＬをどんどん食べてふくれあがり、そこで死んでしまいます。血管の内皮はこうして死んだマクロファージがたまり、肥厚していくのです。

もう1つは高血糖によるグルコーススパイクです。食後の高血糖によって過剰になった糖（グルコース）は、血管や血液のタンパク質と結びついてこれを糖化します。糖化タンパク、いわゆるＡＧＥｓは、やはり活性酸素をまき散らして周辺を酸化し、炎症を引き起こします。

また内臓脂肪が分泌するＩＬ６やＴＮＦ-αなどの炎症性サイトカイン、他にも喫煙や過度の飲酒でもたらされた物質が血流に乗って活性酸素を発生させ、酸化ストレスによる炎症を引き起こします。

動脈硬化において、いかに様々な要素が活性酸素を発生させているかがおわかりいただけるでしょう。

体内の抗酸化物質が活性酸素を無毒化する

こうして血管の炎症を悪化させてしまう活性酸素ですが、我々の体も決して無抵抗ではありません。活性酸素による害を無毒化する力が、あらかじめ備わっています。まず第1の防御システムと言えるのがグルタチオン、ビタミンE、ビタミンC、尿酸などの抗酸化物質です。

グルタチオンは肝臓で作られる強力な抗酸化物質で、化学物質などの毒性を無害化する作用があります。ビタミンE、ビタミンCはご存じの抗酸化ビタミン。尿酸は通風の原因として悪者扱いされていますが、実は非常に抗酸化力が強く、病的にたまらなければ頼もしい物質です。

第2の防御システムは抗酸化酵素です。代表的なものがスーパーオキシドディスムターゼ（Superoxide dismutase）、略してSOD。SODは細胞内部のミトコンドリアの中で発生する活性酸素を分解してくれます。

ほかにもカタラーゼやペルオキシターゼという抗酸化酵素が存在し、これら3つの酵素が連携して活性酸素を無毒化してくれます。

またこうした方法でも酸化が防ぎ切れず酸化が進んでしまった組織は、タンパク質分解酵素などが働いて丸ごと除去することもあります。

このようにヒトの体に備わった抗酸化力が強力で、どんな活性酸素も分解してくれるならいいのですが、残念ながらその力は永遠ではありません。これらの物質や酵素は加齢と共に減少、あるいは弱くなります。特に中高年以降は衰えが著しいために、動脈硬化が進行してしまうと考えられています。

減少する抗酸化力を食事で補う

我々の体は、毎日食べたもので出来ています。どのような優れた機能も、食べ物で得た栄養成分を利用して発揮されています。従って前述のような抗酸化力も、元は食べ物に含まれていた栄養成分を分解して作り直しているのです。

従ってふだんの食事でその栄養成分を摂取することで、衰えた抗酸化力を補うことが出来るはずです。

例えばビタミンC、ビタミンEなどは主に野菜や果物から摂取できます。

ほうれんそうやカボチャなど緑黄色野菜に含まれるβカロテンやトマトで有名なリコピンなどのカロチノイドも重要な抗酸化物質です。

お茶のカテキン、タンニン、ブドウのアントシアニン、赤ワインのレスベラトロール、蕎麦のルチン、大豆のイソフラボンなどのポリフェノールも有力な抗酸化物質です。

これらの抗酸化物質は主に野菜等に含まれています。何かというと野菜をたくさん食べましょうと言いますが、それは野菜＝植物が生命維持のために作り出した多種多様の抗酸化物質を持っているからです。

また昔から人類が薬草や薬木、様々な自然の動植物を民間薬として活用してきたのも、これらの生物に強力な抗酸化物質が含まれているからです。昔は、そうしたものがどうして効果があるのかわかりませんでしたが、今は科学技術によって有効成分をつきとめ、何がどのように効果を発揮しているかがわかるようになりました。

タキサスは強力な抗酸化作用を持つファイトケミカル

科学の進歩によって、食品以外にも、漢方薬や世界の民間薬、薬草、薬木などに含まれる成分が、どのような作用を持っているかがわかってきました。

近年、研究によってその作用が明らかになり、注目されているのがファイトケミカルです。ファイトケミカルとは、野菜や果物、豆類や海草など主に植物の成分で、高い抗酸化力があることがわかり注目されています。

植物は、動物のように自ら移動することが出来ません。紫外線を浴び続け、活性酸素の害と戦いながら生きています。高山や熱帯など紫外線の強い地域で生きる植物は特に、生きるために強い抗酸化成分を作り出したと考えられています。

ファイトケミカルは数千種類あると言われていますが、我々が耳にすることの多いものではポリフェノール類、カロチノイド類、グルカン類など。ポリフェノール類は前述のアントシアニン、イソフラボン、カテキン等が有名ですが、ニンニクのアリシン、ブロッコリースプラウトのスルフォラファンは有機イオウ化合物、唐辛子のカプサイシンや生姜のジンゲロールはアルキルフェノールなどに分類されています。いずれも生活習慣病など様々な病気予防効果、改善効果があります。

動脈硬化を予防・改善する作用があるとして注目されるタキサスも、強力な抗酸化作用を持つファイトケミカルの一種です。

タキサスの抗酸化作用を発揮するのは、ポリフェノールの一種であるリグナン類です。この成分が活性酸素の酸化ストレスを防いで炎症を治めるため、血管のプラークが出来にくくなり、血流を改善して血管が次第にきれいになっていくと考えられています。

タキサスはあらゆる抗酸化物質の中で最強

タキサスの抗酸化作用を調べるため、医科大の研究室で他の抗酸化物質との比較試験が行われました。その内容をご紹介します。

比較試験が行われたのは2000年3月、場所は富山医科薬科大学(現・富山大学)和漢薬研究所です。研究に当たったのは同大学の門田重利教授です。

この試験で使用されたのは、強力な抗酸化物質としてよく知られたフランス海岸松(ピクノジェノール)、タヒボ(タベブイア・アベラネダエ、アマゾン原産の樹木)、そしてタキサスの3つです。いずれも樹木の幹、あるいは樹皮であるところは興味深いところです。

試験方法は「IC50」で行われました。これはそれぞれの素材が、「実験用の活性酸素を50%消去するのに、どのくらいのエキス量が必要か」を比較します。数値が小さいほど、活性酸素消去作用が強いことを意味します。

結果はタキサスが9・22、フランス海岸松10・61、タヒボが23・00。つまりタキサスが最も活性酸素除去作用、抗酸化作用が強いことが証明されたのです。

この結果が日本におけるタキサス研究の礎となりました。

フリーラジカルの除去作用を科学的に実証

もう1つタキサスの抗酸化作用を調べた実験をご紹介しましょう。タキサスのフリーラジカル除去作用の比較実験です。

フリーラジカルと活性酸素は、化学的にも性質的にもよく似ていますが、イコールではありません。またその定義も曖昧な部分があります。あえて分類するとフリーラジカルと活性酸素という2つのカテゴリーがあり、その両方に属しているものがあるといったところです。

例えば両方に属しているものはスーパーオキシド、ヒドロキシルラジカルなどがあり、強力な活性酸素です。オゾン、次亜塩素酸などは活性酸素ではないフリーラジカルです。

活性酸素消去作用の比較

	IC50	比　較
タキサス	9.22	100%
フランス海岸松	10.61	87%
タヒボ	23.00	40%

※IC50とは、100ある活性酸素を50%消去するのに、どれくらいのエキスが必要かを示し、数値が小さいほど活性酸素消去作用が強いことを意味します。

オゾンは大気中に存在するオゾンですし、次亜塩素酸は漂白剤の成分です。

フリーラジカルと、フリーラジカルではない活性酸素とを比べると、フリーラジカルの方が総じて酸化力が強く、生体に与える影響も大きいと考えていいでしょう。

さてこの実験では、タキサスの抽出液の比較をしますが、どのような物質を使って抽出したものが最も抗酸化作用が強いか、というものです。

方法はDPPH(※)メタノール溶液にタキサスの抽出物を入れ、室温で30分放置した後、DPPHがどの程度変化したかを測定します。タキサスは、水抽出、メタノールと水抽出、メタノール抽出、酢酸エチル可溶画分（細胞を破砕し、酢酸エチルに溶かした部分）とします。

結果、タキサスの成分はすべてフリーラジカル消去活性があり、中でも酢酸エチルで溶かしたものが最も高い消去活性を示し、抗酸化作用が強いことがわかりました。

これらのことからタキサスは、人体においても様々なフリーラジカル、あるいは活性酸素を除去し、生活習慣病の予防や改善に有効であることが示唆されました。

（※）ＤＰＰＨとは安定した性質を持つ人工的なフリーラジカル試験物質

タキサスの動脈硬化・血栓症抑制効果を検証する

前述のように高い抗酸化作用を持つタキサスは、昔から漢方薬として血行促進作用が認められていました。抗酸化作用と血行促進となれば、動脈硬化を予防・改善する作用が期待されます。

そこで次の動物実験を紹介しましょう。２００５年5月に行われた、日本と中国の研究者による血液と血栓に関する共同研究です。

研究課題は「タキサスによる動脈および静脈の血栓形成抑制作用」「タキサスによる液凝集調節作用」の2つです。研究機関は国立健康・栄養研究所と長春中医薬大学。260匹のラットを用いた大がかりな動物実験です。

「タキサスによる動脈および静脈の血栓形成抑制作用」

まず実験用の血栓症ラットを、①タキサスを与えたグループと②タキサスを与えないグループの2グループに分け、電気刺激による血栓形成法を用いて、頸動脈に血栓を形成させました。そして血栓が出来るまでの時間を測定し比較しました。

その結果、①タキサスを与えたラットの血栓形成時間（OT）は明らかに長くなり、②タキサスを与えないグループに比べ、1・43倍の時間を要しました。

この結果から、タキサスは動脈の血栓形成を、時間的に遅くする抑制効果があることがわかりました。

次は、静脈血栓ができる量（重量）を比較実験しました。ラットの腹腔静脈の血流を止め、酸欠を起こして血管内皮損傷を導くと静脈に血栓が作られます。

このように作られた静脈血栓を、①タキサスを与えたグループと②タキサスを与えないグループに分けて、重量を比較しました。

その結果、①タキサスを与えたグループの静脈血栓は、湿重、乾重ともに②タキサスを与えなかったグループの45～47％しかないことが確認されました。以上の結果から、タキサスは静脈の血栓量を半分以下に抑制する効果があることがわかりました。


これらの実験結果から、タキサスには動脈および静脈の両方の血栓形成を抑制する効果があることが証明されました。

一般的に血栓は発生する部位によって形成されるメカニズムが異なりますので、予防や治療に使う薬も違ってきます。タキサスがその両方に有効であることは、予防医学・補完医学の立場から大変期待が持てます。

血栓を作られにくくするタキサスの血栓形成抑制作用は、脳梗塞や心筋梗塞、脳塞栓症、エコノミークラス症候群など、血栓が出来る病気の予防や改善に有効であると考え

動脈血栓形成時間の比較実験		
	血栓形成時間（OT）（単位：秒）	比　較
② タキサスを与えないグループ	669.0	100
① タキサスを与えたグループ	960.1	143

静脈血栓重量の比較実験				
	血栓湿重（mg）	比 較	血栓湿重（mg）	比 較
② タキサスを与えないグループ	0.0298	100	0.0098	100
① タキサスを与えたグループ	0.0133	45	0.0046	47

られます。

また以上の実験結果から、タキサスには、血小板凝集と凝血の元になるフィブリンを調節する作用があると推察できます。このことはタキサスを摂取すると、「凝固作用」と「線溶作用（血栓を溶かす）」のバランスが取れ、健康な血管環境を維持して血行改善効果が期待出来ることを示しています。

「タキサスの血行障害改善作用の実験」

ラットに、塩酸アドレナリンの皮下注射と氷水の刺激を与えると、急激に血液粘度が高まり、急性血行障害を引き起こします。この血行障害ラットを、①タキサスを与えたグループと、②与えないグループに分けて、時間の経過に伴う血液の粘度を比較実験しました。

その結果、①タキサスを与えたグループは、30秒、100秒、180秒における経時変化率と全血粘度（※）が、②与えないグループより明らかに低いことが確認できました。

タキサスは、全血粘度が上昇した血行障害ラットに対し、12％の粘度低減（血液サラサラ）効果を示しました。タキサスは血行障害ラットの血液をサラサラにし、血栓形成を抑制する効果が認められたのです。

（※）全血とは、血小板、血漿などのように成分ごとに分離されていない血液成分全てを含む血液

以上の実験成果は、第3回補完医薬学会で袁世華博士（長春中医薬大学教授）によって発表されました。

血管障害に期待されるタキサスの有効性

心臓病や脳卒中などの血管障害は、何よりも予防が第一です。また、一度発症したら、再発防止に万全の注意を払うことが肝要です。血管障害の再発は、生命を奪われる危険度が高くなってしまうからです。

脳梗塞や心筋梗塞の原因となる血栓症は、加齢とともに増え、70代ではほぼ全員が血栓症であると言われています。

タキサスには、抗酸化作用によって血行を改善し、血栓を作られにくくする働きがあり、中高年以降の方達の血管障害には有用な物質だと言えるでしょう。

またタキサスには、認知症やうつ状態などの精神症状の改善に効果があるという研究報告もあります。

科学的根拠（EBM）に基づくタキサス研究を推進するネットワーク

世界各地には、大昔から健康に良いとされる民間薬があります。その素材は薬草、きのこ、昆虫、樹皮など多彩です。その地域の人々が信じて使っていたものであり、ある程度の信憑性はありますが、だからと言って世界中の誰にでも勧められるかといえば答はNOです。やはり医学薬学の専門家が科学的な検証を繰り返し、確かな証拠のあるものでなければ勧められません。

その点でタキサスは、世界中の医科学分野の専門家が注目し、研究を重ねてきたものです。19世紀にドイツの薬学者がその存在に着目してから100年以上、近代、現代の科学研究の対象になってきました。科学的根拠（EBM）に関しては間違いないものです。

後述するタキソールは欧米の研究開発ですが、ここではタキサスに関する日本の医学研究の経緯をご紹介しておきます。

2000年の富山医科薬科大学（現・富山大学）で、前述の活性酸素消去作用の実験結果をきっかけとして、国内で本格的なタキサスの研究が始まりました。

この研究に参加したのは北里大学、富山医科薬科大学（現・富山大学）、金沢医科大学、神戸薬科大学、茨城キリスト教大学、静岡がんセンター、（財）化学療法研究所付属病院、東京山王病院、長春中医薬大学などの医学薬学の医師、研究者たちです。

こうした医学薬学の専門家たちが、タキサスにはどんな薬理効果があるのか、どのようなメカニズムで効果を発揮するのか（作用機序）を、それぞれの専門分野で研究を重ねています。その成果は国内外の学会で発表され、権威ある国際的な科学雑誌に掲載されています。

２００４年には、金沢医科大学にタキサスを専門に研究する「タキサス研究部門」が設立されました。

２０１３年には、京都大学医学部附属病院（研究代表者上本伸二教授）にて、タキサスの共同研究が始まりました。研究題目「代謝からアプローチする発癌と癌増殖の分子機構解明に関する研究」。

２０１４年5月、「（社）日本がんと炎症・代謝研究会」第１回発足記念講演会で、

京都大学名誉教授　和田洋巳先生の基調演説で「タキサスを使用した症例について」を発表。

２０１５年4月、第２９回日本医学会総会２０１５関西の市民セミナーで、京都大学名誉教授 和田洋巳先生が「がんに負けないからだをつくる」というテーマで、タキサスについて講演。２０１５年6月、日本伝統獣医学会第55回大会で、金沢医科大学元教授の信川高寛博士が「タキサスと補完医学」というテーマでシンポジウム講演。

タキサスは抗がん剤「タキソール」の原材料であることから、がん研究が盛んですが、抗酸化作用や炎症抑制作用という角度から、幅広く生活習慣病の予防・改善に対する有効性が考察されるようになっています。

タキサスとは何か

ここまでタキサスという抗酸化作用の高いファイトケミカルをご紹介してきましたが、タキサスは中国の伝統医学で用いられる医薬品、日本でいうところの漢方薬の一種です。長く門外不出の宮廷薬と言われ、中国本土でも非常に珍しい薬でした。

和名は雲南紅豆杉《うんなんこうとうすぎ》。杉という字が使われていますが、スギ科ではなくイチイ科の植物です。中国では「紫杉《しさん》」「赤柏松《せきはくしょう》」といった高貴な名前がついています。(「柏」とは中国ではかしわではなく桧＝ひのきのこと)

「柏」「杉」「松」は、いずれも東洋医学では強い気を持つと考えられている植物です。それが1つの樹木に複数つけられているというのは、それだけエネルギーに満ち溢れた、生命力のある木だと考えられていることを意味します。

生息地域は雲南省。主に海抜3300m〜4100mという、植物の生息限界海抜をはるかに超えた高地に原生林のまま群生しています。通常、高山には高い樹木は生えませんが、タキサスは日本の富士山の頂上より高いところにも自生しているわけですから驚異的です。

平均樹高21m、平均幹周5・6m、平均樹齢は3000年（中国科学院調査）と、高山植物としては異例の大木であり、樹木としても長寿な植物です。

タキサスが生息する海抜3～4000mでは、年間の平均気温が氷点下です。紫外線の影響もあります。ご存知のように標高の高いところでは、太陽からふりそそぐ紫外線を大量に浴びます。紫外線は活性酸素を発生させ、細胞にダメージを与えるので、生物はこれを修復するために大量の抗酸化物質を生産しています。

タキサスは、こうした植物の限界を超える過酷な環境に耐えて成長し、生きながらえているのです。その体躯に蓄えた〝気〟、すなわち生命エネルギーは、今日生きている人間にとって得がたい抗酸化力をもたらしているのです。

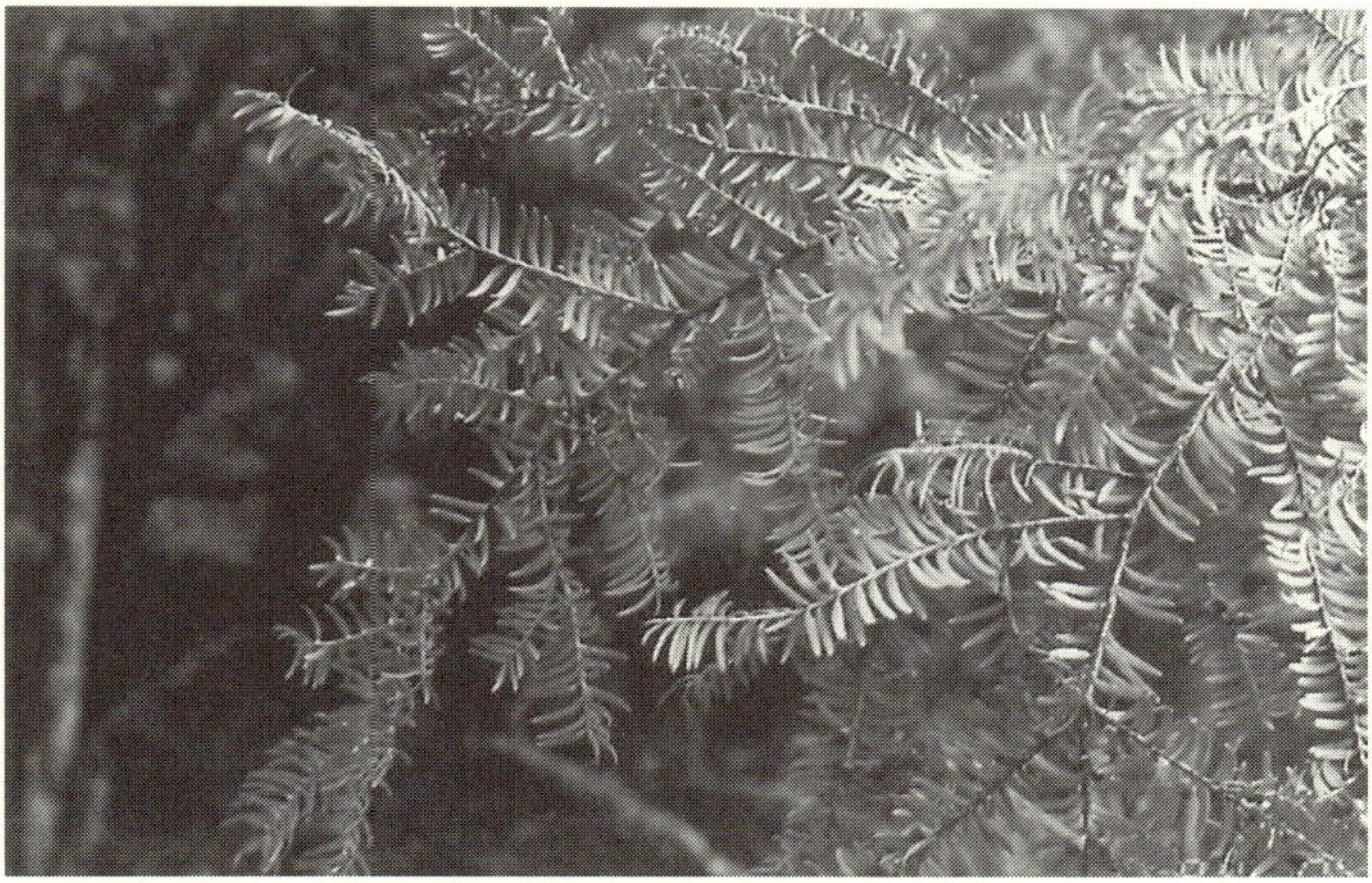

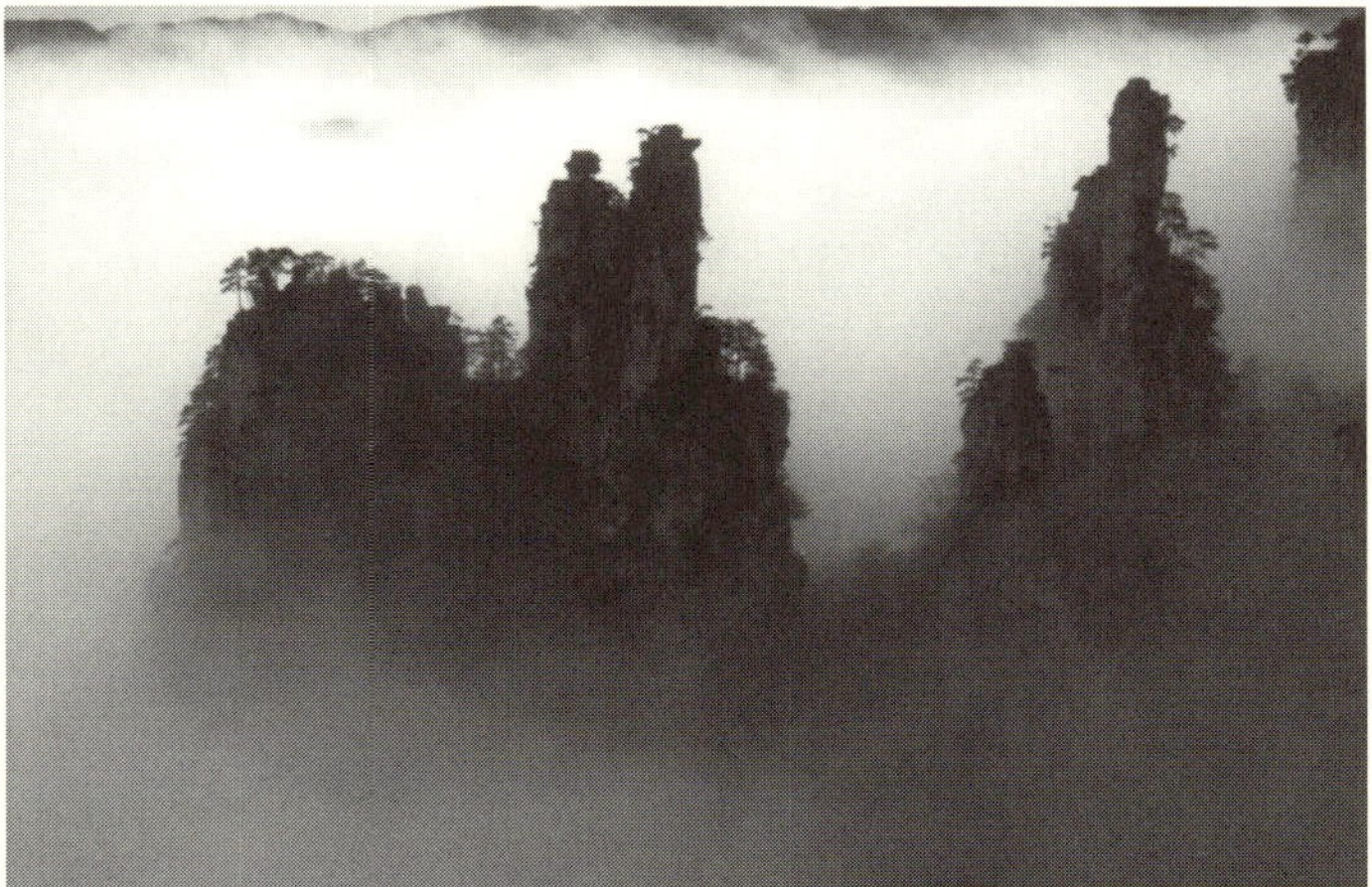

世界の民間薬、「永遠の命」の象徴

タキサスという、どこかヨーロッパを思わせる名称は、学名（Taxus）から来ており、語源はギリシャ語で弓矢を意味するTaxonに由来します。世界に目を移すと、タキサスなどのイチイが、各地で神秘的な植物として扱われていた事がわかります。

例えばヨーロッパの西洋イチイは、不滅の魂を象徴する存在と言われています。ヨーロッパのイチイも大変長寿で、数百年～千年、あるいはそれ以上生きる樹木です。ゆっくりと成長し10メートルを超える大木になるところも似ています。1年中緑の葉をつける常緑樹であることから、不滅の命をイメージさせるのかもしれません。

シーザーの『ガリア戦記』には、イチイを「神話、伝説の衣をまとった樹」と記されており、永遠の命と復活を象徴する存在だったようです。

民間薬としては、鎮咳薬、消毒薬などとして使われていたようです。

一方アメリカには太平洋イチイがあります。アメリカ北西部の先住民であるインディアンは、太平洋イチイを咳止めや消毒薬、虫下し、さらに皮膚がんの治療に使っていました。また権威の象徴として、酋長交代の儀式にも使っていたようです。

このように世界各地でイチイは、その堂々たる姿や長寿であることから、崇拝されてきたようです。また高い薬理効果があることから、有益な植物として大切にされてきたことがわかります。

タキサスから生薬随一の抗がん成分タキソール

20世紀になってタキサスが世界的に注目されたのは、この植物が優れた抗がん成分タキソール（パクリタキセル）を含んだ植物だからです。

タキソールという抗がん剤については、ご存知の方もおられるでしょう。この薬は、20世紀最高の抗がん剤と言われ、今日も乳がん、卵巣がん、非小細胞肺がん等の治療薬として臨床の第一線で使われています。

タキソールの誕生の経緯を少しご紹介してみます。

19世紀、ドイツの薬学者ルーカス・Hが、農場で死んだ羊の胃袋からイチイ＝タキサスの葉をみつけました。調査の結果、羊の死因はイチイの中毒。このことで興味をもったルーカスは研究を重ね、1856年、世界で初めてタキソイド系の化合物をタキサスから分離することに成功します。

この研究は画期的なものでしたが、残念ながらその後しばらく進展せず、医薬品の製造につながるのは20世紀後半に入ってからです。

1971年、モンロー・E・ウォール博士とマンスキー・C・ヴァニ博士が、イチイ＝タキサスの抽出物からパクリタキセルを分離・同定しタキソールと命名しました。その後タキソールには、非常に強い抗がん作用があることが発見されたのです。

しかしタキサスという樹木に含まれているタキソールは非常にわずかです。実験に必要な量のタキソールを入手するために、何本もの樹木が必要だったと言われています。

抗がん剤として世界に普及

そこでタキソールの合成法が模索され、1989年米国フロリダ州立大学のロバート・ホルトン博士が、世界で初めてタキソールの合成法を開発します（1994年には全合成に成功）。

ホルトン博士の合成法は、その後アメリカのブリストル・マイヤーズ社が2億ドル（約200億円）で買い取り、タキソールという名称で商標登録。こうして抗がん剤のタキソールが誕生します。タキソールは商品名、一般名はパクリタキセルです。

1992年、タキソールはFDA（アメリカ食品医薬品局）が認可。ヨーロッパ諸国でも続々と認可が進み、日本でも1997年に認可されています。その後は世界100カ国以上で、抗がん剤タキソールが使われるようになりました。

日本でタキソールの保険適応になるのは卵巣がん、乳がん、子宮がん、肺がん、胃がんなどです。

その後フランスでもこの物質の化学合成に成功し、抗がん剤タキソテールが誕生します。商品名タキソテール、一般名ドセタキセルは、世界中に供給されています。

副作用がなく天然成分そのままのタキサス

タキサスから分離されたタキソール、タキソテールは、今日でも強力な抗がん剤として、多くのがん患者の方たちの力となっています。抗がん剤ですので、誰もが自由に使うものではなく、医療機関での治療計画の下、投与されています。

タキソールはがんに対する有効成分のみを抽出し、濃度を高めて作られた薬なので、効き目が強い反面、副作用もそれなりに強いものです。それが西洋医学によって生み出された薬の宿命であり存在価値です。

しかしこうした抗がん剤製造のやり方とは異なる、タキサスから生命丸ごとの薬効を得る方法もあります。それが生薬の特徴であり、医薬品とは異なる存在価値です。本書で紹介しているタキサスがまさしくそれです。

様々な成分が同居していることで、タキサスは一つの方向のみに効力を発揮するのではなく、効くけれども効きすぎない、ちょうどよいバランスの効き目を発揮します。双方向調整作用とでもいうべきものがあります。

またどんな薬、サプリメント、食品と合わせても問題のない相和性があるので、安心して服用することが出来ます。

タキソールの抗がん剤としての効果を見ると、同じ植物タキサスから、これほど異なる薬効が生まれるというのは実に不思議なものです。

安全性試験をクリアしたタキサス製品

サプリメントに加工されたタキサスは、日本や本国である中国で、安全性に関する試験を繰り返し行っているので、全く問題ありません。

（財）日本食品分析センターで行われたタキサス（サプリメント）の毒性試験の結果は、

分析試験項目		結　果	検出限界	分析方法
ヒ素(As203として)		検出せず	0.1ppm	原子吸光光度法
重金属(Pbとして)		検出せず	1ppm	硫化ナトリウム比色方
残留農薬	BHC	検出せず	0.02ppm	ガスクロマトグラフ法
	DDT	検出せず	0.02ppm	ガスクロマトグラフ法
	アルドリン	検出せず	0.01ppm	ガスクロマトグラフ法
	ディルドリン	検出せず	0.01ppm	ガスクロマトグラフ法
	エンドリン	検出せず	0.01ppm	ガスクロマトグラフ法
	メタミドホス	検出せず	0.01ppm	ガスクロマトグラフ法
	ジクロルボス	検出せず	0.01ppm	ガスクロマトグラフ法
一般細菌数(生菌数)		30以下／ml		標準寒天平板培養法
大腸菌群		陰性／22.2ml		BGLB法

全く問題なしで、一度に「２０００mg／kg摂取しても毒性は認められない」というものでした。「２０００mg／kg」というのは、人間の体重１kgあたり２０００mgという意味ですので、体重50kgの人なら２g×50＝１００gです。タキサスのサプリメントを１錠２５０mgとして計算すると４００錠にあたります。４００錠を摂取することは事実上ありえないでしょうから、まず無害と考えていいでしょう。

全製品の「残留農薬」や「微生物」検査においても安全である事が確認されました。

特に残留農薬検査は、有機塩素系の農薬以外に「メタミドホス」「ジクロルボス」と、「４００種類の農薬の一斉分析」を自主的に行い、これらの農薬が使用されていない事を証明しました。

第6章

血管の病気から回復した症例集

症例1

脳幹出血後の後遺症でひどいもの忘れ、再発の不安も。今は記憶力もよくなり血圧、HbA1cも安定

福岡県　河合美恵子（仮名）74才

突然の脳幹出血で救急搬送

九州にお住いの河合さんは、ある日突然脳出血を発症し、救急病院に運ばれました。まだ60代半ば、糖尿病はあったものの元気に暮らしていたので、まさかご自分が脳出血になるなどとは思ってもいなかったそうです。出血が起こったのは脳幹。出血部位としては最悪の部位です。

脳幹は、脳の真ん中の底の部分で首の上の方に当たります。ここには呼吸を含め、たくさんの脳神経が集まっているため、外科手術が不可能だとされています。死亡率がきわめて高く、助かっても半身麻痺、全身麻痺など重い後遺症が残ります。

河合さんの場合、出血量がそれほど多くなかったこともあり、麻痺はほとんど残らな

かったそうです。救急の医師が「奇跡的」という回復を見せ、周囲を驚かせました。

しかし問題はその後です。後遺症はひどい「もの忘れ」でした。

本人にしかわからないもの忘れの苦しみ

体は動くのに、ついさっきの事も思い出せない。絶対忘れてはいけないことを忘れてしまう。それは周囲には理解されない、本人しかわからない苦しみです。

そして一番怖いのが再発の可能性です。脳出血、脳梗塞などは、一度発症すると再発の可能性は、そうでない人の何倍も高いとされています。一度出血した血管はもろく、いつまた同じ出血に見舞われるかわかりません。しかも河合さんは血圧が高く、糖尿病の持病があります。

河合さんは、少しでも以前の状態に戻りたい一心で、脳の回復によさそうなサプリメントや健康法を探し続けました。

そんな時出会ったのがタキサスです。脳の血行がよくなり、神経の回復によさそうだと感じた河合さんは、さっそく取り寄せて飲み始めました。

血圧、HbA1cが下がり、記憶力もよくなってきた

タキサスをしばらく飲んでいたところ、それまでにない変化が起こりました。まず血圧が下がってきました。まもなく糖尿病のHbA1cも下がり始めました。通院治療ではなかった変化でした。高血圧と高血糖は、脳出血の再発につながる最大の心配事です。それが薄らいでいったのです。

けれども河合さんが何よりうれしかったのは、記憶力が蘇ってきたことです。大事なことを忘れなくなった。新しいことが覚えられる。当たり前のことが当たり前に出来るうれしさは、これもまた本人でなければわからないことかもしれません。

「色々試しましたが、タキサスに落ち着きました。実はまだ漢字がすぐ出てこないことがあって、それが今後の課題です。」

脳出血で記憶障害が起きるということは、脳神経が一部損傷してしまった可能性があります。脳神経は大きな損傷を受けると、普通は元に戻らないと言います。それが回復するというのは驚くべき事です。タキサスの強力な抗酸化力が血管の炎症を抑え、それによって脳神経が回復しつつあるととらえていいかもしれません。

症例2

脳梗塞の後遺症もなく血糖値も安定。今は孫の世話も楽しめるまで回復

静岡県 牧岡花江（仮名） 73才

左腕のだるさは脳梗塞だった！ 糖尿病も発覚し突然治療の日々

牧岡さんが脳梗塞であることがわかったのは２００４年11月のことです。

毎日生活している家の中でつまずいた牧岡さん、なんとそれで左足小指を骨折。こんなことで骨折するなんてと思いつつ治療をしていましたが、どうも左腕がだるくてしかたなかったそうです。

通院時ＭＲＩを受けたところ、何と脳梗塞がみつかったのです。さらに偶然、糖尿病であることもわかりました。

脳梗塞といっても牧岡さんのように、激しい発作が出ないケースも少なくありません。しかし家の中でつまずき、左足指を骨折。そして左腕のだるさと、左に症状が出ている

ので、右の脳に梗塞が出来ていたものと思われます。

偶然同じ時に糖尿病がみつかっていますが、血糖値が320もあったとのこと。実際はかなり前から発症していたと考えられます。そのため動脈硬化が進み、脳梗塞につながっていったのでしょう。

タキサスを飲み始めて血糖値、HbA1cが下がった

その後、牧岡さんはきちんと投薬治療を続けていましたが、数年後、血糖値もHbA1cも上がり始めました。

ここで通常は医療機関から、それまでより強い血糖降下剤が出され、それでもうまくいかないとインスリンに切り替え、といった展開になります。しかし牧岡さんは、薬が段階を追って強くなることを望みませんでした。そうして何かいい方法はないかと考えていたところ、新聞でタキサスの存在を知ったのです。

さっそく取り寄せて1日に5~6粒を3回に分けて飲んでいたところ、はじめは血糖値が130~150、HbA1cは8・0くらいでしたが、4ヶ月目から血糖値、Hb

Ａ１ｃ共に下がってきました。月によって変動はあるものの、その後はじわりじわりと数値は下がり、最近は血糖値は１００くらい、ＨｂＡ１ｃは5・9と大変よい数値で落ち着いています。

孫の世話も家事も楽しい。脳梗塞の後遺症もなし

きちんと治療をしているのに血糖値が上がってしまう。そのために、多くの糖尿病の患者さんが悩んでいます。ご本人は食事療法などが不完全なせいではないかと自分を責めるのですが、必ずしもそうとは限りません。

糖尿病の食事療法は案外糖質が多く、これでは血糖値は下がらないという意見があります。また面倒なカロリー計算や調理がストレスになって、その反動で食べ過ぎるという人もいるようです。

牧岡さんはこの治療の行き詰まりをタキサスで乗り切り、上手にコントロールされています。一度上がった数値も基準値内に下がり、やや低いくらいです。

最もよかったのは脳梗塞の後遺症がほとんどなかったこと。これはタキサスの効果か

どうかわかりませんが、少なくとも再発の予防にはなっていると考えられます。

ご主人と娘さん夫婦、そしてお孫さん３人の７人家族というのは、大変賑やかで楽しく暮らしておいでです。しかしお孫さん３人というのは、少々大変なのではないかと推察したところ、「家事に孫の世話、そして趣味にと楽しんでいます」とのお答。お元気でエネルギーに満ち溢れた様子がうかがえました。

タキサスは動脈硬化を改善し、血行をよくするので、これから牧岡さんはいっそう人生を楽しく充実したものにされることでしょう。

症例3

眼底出血が自然に回復し眼科のドクターも驚く。「インスリンを中止できそうですね」

千葉県　池谷一郎（仮名）75才

15年前から目がかすみ始め、糖尿病と判明

糖尿病は初期症状があまりないと言われますが、中には「異常な喉の渇き」「やたらと水を飲む」「皮膚がかゆい」「水虫が悪化した」「倦怠感」といった細かい症状のある人が少なくありません。

池谷さんの場合、長く目のかすみに悩まされていたそうですが、それがきっかけで糖尿病が発覚しました。他にもなんとなく体がだるいことが多かったとのことです。すぐに投薬治療が始まりましたが数値は安定せず、しばらくしてインスリン治療になってしまいました。目のかすみは15年前からとの事なので、ひょっとしたらその頃から糖尿病になっていたと思われます。

飲み始めて1か月でHbA1cが下がり眼底出血が自然治癒！

池谷さんがインスリン治療と並行して始めたのがタキサスです。毎日6粒ずつ飲んでいたところ、一か月ほどでHbA1cが9・0から8・0に下がりました。そこで試しにタキサスを1日18粒にしたところ、HbA1cはさらに6・5に下がったそうです。つまりタキサスを飲み始めて3か月で、9・0から6・5の予備軍の値になったことになります。これには担当医も相当驚いていたそうです。

数値だけではありません。眼科で受けた定期健診で、眼底出血がなくなっていることがわかったのです。眼科の担当医も非常に驚き、「この調子ならインスリンは中止になるかもしれませんね」と言ってくれたそうです。

タキサスで目の血管の動脈硬化が改善した

眼底出血とは、目の血管が高血糖や高血圧で動脈硬化を起こし、それが破れる病気です。静脈が閉塞することもあります。出血したのが眼底なので眼底出血、脳であれば脳出血です。破れた血管が大きな血管で出血が多いと視力低下につながります。

糖尿病の患者さんは、必ず定期的に眼底検査を受けるよう指示されますが、そのくらい頻発する糖尿病の合併症です。

糖尿病の患者さんの中には、「自覚症状がないから」何年も糖尿病であることに気づかない人がいますが、池谷さんもそうでした。ただし、目がかすむという自覚症状はあったのです。それが糖尿病の合併症であることに気づかなかったのです。

幸い通院にこぎつけ治療を開始することができ、またタキサスを飲み始めたことで、進行していた糖尿病を食い止めることが出来ました。眼底出血も治りました。もしそれでも病院にいかず放置していたら、失明の危険もありえたのです。

池谷さんの眼底出血、つまり目の血管の動脈硬化を改善したのは、タキサスかもしれません。

糖化タンパク質の減少を意味するHbA1cの低下

ＨｂＡ１ｃは「過去１～２か月の血糖値の状態」を反映しています。この間高血糖の期間が少しでもあると、数値は上がってしまいます。それだけに「ごまかしがきかない」、「下げるのが難しい」と言われています。

池谷さんはタキサスを飲み始めて一か月でこの数値が下がっていますし、タキサスを増量することでさらに下げることが出来ました。驚くべき回復だと言っていいでしょう。

HbA1cは、赤血球（タンパク質）が糖と結びついたものなので、本書でも述べた糖化タンパク質＝AGEの一種です。AGEは活性酸素をまき散らして周囲を酸化してしまうので大変困った存在なのですが、非常に分解されにくく長く留まる（下がりにくい）ことがさらに問題です。

池谷さんの場合HbA1cが月単位で順調に低下、つまりAGEがスムーズに減少したのですから、タキサスの抗酸化作用は本当に強力です。また池谷さんに合っていたのでしょう。

「インスリンを減らすか、中止しましょう」

こうした池谷さんの回復を診察した担当医が、ついに「インスリンを減らすか、中止しましょう」と診断してくれたとの事。これは快挙と言っていいでしょう。インスリンが中止出来たからといって糖尿病が治ったわけではありませんが、毎日の生活は格段に楽になります。そのあたりは池谷さんもしっかりと把握しておられ、「糖尿病は、そう簡単によくなる病気ではないことは知っています。合併症で失明した人、足を切断した人を多く見てきました」と語っておられます。

今タキサスという頼もしい味方を得た池谷さんは、これからも血糖コントロールを上手に続けながら、さらに回復の道を歩んで行かれることでしょう。

症例4

全ての数値が正常値で安定　特に中性脂肪が下がった

福島県　内山とく子（仮名）　70才

HbA1cなどが不安定　ストレスからか湿疹も

糖尿病には様々な合併症があります。神経障害、網膜症、腎症を3大合併症と言いますが、他にも便秘や下痢、めまい、貧血、高血圧、動脈硬化、心臓病、脳卒中、水虫、うつ病など枚挙にいとまがありません。およそ糖尿病で説明できない病気はないのではないかと思われます。

内山さんは糖尿病歴が10年近くあります。はじめは血糖値が183、HbA1c8・2と高い状態でしたが、その後まじめに治療に取り組み、血糖値は97〜120、HbA1cが5・8くらいになりました。しかし数値は決して安定しているとは言えず、その変動が、かなりのストレスになっていました。そんな時にタキサスの事を知り、さっそく取り寄せて飲むことにしたそうです。

1日6粒すつ飲み続けたところ、半年ほどかけて数値が安定するようになり、血糖値が82～120、HbA1cは5・0をキープするようになったそうです。

原因不明の湿疹と低血糖に悩む

数値の上では安定するものの、内山さんを悩ませたのは顔の湿疹です。目立つ赤い湿疹でした。皮膚科を受診すると「糖尿病のせいでしょう」と言われました。また別の日には「降圧剤（血圧を下げる薬）のせいかもしれない」とも言われ、内科で相談すると「そんなはずはない」との返答で、内山さんは困ってしまいました。

医師は何気なく言っているのでしょうが、患者さんは本気で悩んでしまいます。まして皮膚科と内科など科によって意見が食い違うと、医療不信におちいるのも致し方ありません。

その後3か月ほどで内山さんの湿疹は治まりましたが、薬疹（薬のアレルギーなどで起こる発疹）ではないかという疑問は残り、病院に対する不信感は残ってしまったとのことです。

中性脂肪も下がり数値も気持ちも安定

糖尿病の薬は種類も多く、合併症があればまた別に処方され、副作用があればそれを抑える薬も出ます。どこまでも増える薬にうんざりしている患者さんも多いようです。内山さんはタキサスを飲むことで数値が安定したので、糖尿病の薬を減らしたい由を主治医に相談しましたが、受け入れてもらえなかったそうです。

しかしなかなか下がらなかった中性脂肪が下がったこともあって、気持ちが安定してきました。そこで中断していた散歩を開始し、少しずつ気持ちが明るくなってきたご様子です。

症例5

高血圧、脂質異常症、関節痛、倦怠感など様々な体調不良が解消。愛犬も元気をとりもどし感謝の気持ちでいっぱい

新潟県　高橋直美さん（仮名）　70才

体が弱く若い頃からたくさんの病気を抱えるように

高橋さんは体が弱く、30代の頃から様々な体調不良に悩まされていました。常に体がだるく、すぐ風邪をひいてしまう。便秘症、不眠症。加齢と共に体調不良はひどくなり、高血圧症、高コレステロール血症、肥満、高血糖などメタボリックシンドロームも抱えるようになったようです。さらに腰痛やひざ痛など関節痛も加わり、何をどう治療していいのかわからない状態だったそうです。

こうした症状を1つ1つ通院して治療するのは大変なので、全身の健康の向上を目指して色々なサプリメントを試してみましたが、あまり思わしくありませんでした。

そんな中で出会ったのがタキサスです。さっそく取り寄せて、一日3回各6粒飲んでみたところ、たくさんあった体調不良が1つずつ解消していったそうです。

関節痛や高血圧、便秘も治った。血管トラブルからくる問題は全て解消?

タキサスを飲み始めて半年、様々な変化が起こりました。便秘症、不眠症は治り、血圧も下がりました。血糖値も下がり、関節の痛みまで解消したのです。

もちろん他に治療をしていないわけではなく、コレステロールを下げる薬など病院で処方された薬も飲んでおられます。ご本人は、「タキサスを飲んでいると、薬の効果が上がるような気がする」と答えておられます。

タキサスはもともと漢方薬であり、効能には血行促進作用があります。科学的にも高い抗酸化力が確かめられており、全身の血管の炎症を抑え、血流をよくする点は間違いありません。高血圧、高コレステロール、高血糖などの血管のトラブルが同時に解消される可能性は大いにあります。かかりつけ病院でも、主治医が驚くほど検査の数値がよくなったそうです。

周囲からも「顔色がよくなった」「若返った」。愛犬のがんもすっかり元気になってびっくり

様々な病気や体調不良も、血液と血管がきれいなることで大きく変わります。ちょうどオセロゲームで白い石を1つ置くことで、挟まれた黒い石が全て白に変わるように、傷んでいた組織や細胞がきれいになったのかもしれません。

関節痛が治ったのはどうしてでしょう。ひょっとしたら高橋さんの関節痛は、加齢などからくる変形性関節症ではなく、免疫疾患のリウマチ性の痛みだったのかもしれません。タキサスには免疫のバランスを整える働きがあり、花粉症や関節リウマチには高い有効性が確認されています。

もうひとつ高橋さんにはよい事がありました。腫瘍の手術をした愛犬が元気になったことです。術後の回復のためタキサスをエサに混ぜていたところ、見違えるように生き生きしてきたそうです。

タキサスが、これほど広範に健康効果を発揮するというのも驚くべきことです。

《その他の症例》

① 兵庫県　50代男性

高血圧（高１８０-低95）で通院していました。通院して薬を飲み、毎日血圧を測っていました。タキサスを飲み始めたところ血圧が下がり、高１３０-低85になったのです。その後は病院の薬は飲まなくてもよくなりました。あまり気にして測らなくても、安定しているので安心です。（青木秀彰）

② 石川県　50代男性

高血圧で病院治療受けていましたが、下の血圧がどうしても下がりませんでした。高１６０-低98だったのが投薬で高１４０-低95になりました。タキサスを飲み始めてすぐ血圧の上は１３０くらいまで下がって落ち着きました。下も1年後くらいに80前後に下がって落ち着きました。病院の薬との併用がよいと思います。（竹林幸夫）

③ 山梨県　女性68才

高血圧（高150－90）改善のためにタキサスを飲み始めたところ、見事に下がりました（高110－70）。ただよくなったからと飲まずにいると、また高くなってしまうので、しばらく続けたいと思います。（小林祥子）

④ 千葉県　女性62才

私は悪玉コレステロール（LDL）が182とか165など高めで困っておりました（基準値60〜119）。タキサスを飲んでみたところ136まで下がりました。これからも飲み続けて基準値内になりたいと思います。（星山君子）

⑤ 静岡県　女性89才

89才になる祖母です。30年来の糖尿病で薬物療法はずっと続けてきましたが、血糖値が安定せず困っていました。高齢のため運動も出来ず、食事には気をつけています。2014年3月からタキサスを飲み始め（1日6粒）たところ、すぐに血糖値がすーっと下がって100前後になりました。それから1年ほどたちますが血圧も血糖値も落ち着いています（HbA1c6・9～7・2、血圧上120～160、血圧下60～80）。何より血圧が下がったのがよかったと思っています。（家族談）

⑥ 福島県　男性

血糖値がやや高く境界型。予防のためタキサスを1日6粒飲み始めたところ、HbA1cが1か月に0・2ずつ下がり、7・0が6・6になりました。以前高かった血圧も下がって安定しています。

⑦ 新潟県　女性

10年前から1型糖尿病。今まで何をしても下がらなかった血糖値が、タキサスを飲み始めて下がりました。2015年2月から1日18粒（6粒×3回）飲んでみたところ、1か月で、200近くだった血糖値が100前後になりました。その後は1日12粒にしましたが、血糖値は上がらずHbA1cも8・3から6・1になりました。その後は1日

6粒にしています。コレステロール値も下がりました。そのせいか夜間低血糖でふらつくことがあり、血糖降下薬は減らしてもらいました。これまで何を試してもダメだったのに！

⑧ 岡山県　ご夫妻

夫婦で糖尿病です。夫は重症ですが食事療法もやろうとせず、カリカリと怒りっぽく困っていました。視野が欠ける。筋肉痛などもありました。2人でタキサスを飲み始めたところ血糖値も下がり、夫はとても穏やかになりました。2015年4月から1日9〜12粒飲んでいましたが、血糖値が下がってからは1日6粒ずつにしました。それでも検査数値は変わりません。今は3粒です。

⑨ 愛知県　女性

高血圧で、高い方が240もありました。視力が急激に下がったので眼科へ行ったところ、糖尿病になっており合併症の網膜症であることがわかりました。インスリン治療とほぼ同時にタキサスを1日6~18粒飲み始めました。その後血糖値もHbA1cも下がり、血圧は130くらいで安定するようになったのです。その後インスリンから飲む薬に変わり、安定しています。タキサスも効いていると思います。

第7章

タキサスに関するQ&A

Q1 タキサスとはどんなものですか？

A1 **中国雲南省に自生するイチイ科の樹木です。本国でも珍しい漢方薬の素材です。**

和名は「雲南紅豆杉」。タキサスは学名（Taxus）であり、世界共通の名称ということが出来ます。

タキサスは中国南部の雲南省の海抜３０００ｍ～４０００ｍという高山に自生する巨木で、樹齢は３０００年とも言われている神秘的な植物です。この地域の山岳民族には「神の木」として大昔から大切にされ、守られてきました。

漢方薬の歴史としては、かの秦の始皇帝が追い求めた不老長寿の木として知られ、門外不出の宮廷薬でした。現在は、国家一級保護植物として指定されています。

ワシントン条約でも取引が制限されている貴重な樹木で、最近ようやく植林事業が実を結び、アメリカと日本に限定して、わずかに輸出されるようになりました。

Q2 これまでタキサスについて、日本で研究はされているのでしょうか？

A2 日本でも２０００年頃から多くの大学の医学部、薬学部で研究されてきました。

これまで北里大学、富山大学、金沢医科大学、神戸薬科大学、茨城キリスト教大学、静岡がんセンター、（財）化学療法研究所付属病院、東京山王病院、長春中医薬大学など、多くの大学の医学部、薬学部、あるいは病院の研究所などの先生方がタキサスの薬理効果を研究しています。

最近では新たに京都大学医学部附属病院（研究代表者上本伸二教授）でも、がんと炎症についての研究が始まりました。

Q3 タキサスにはどんな薬理効果があるのですか？

A3

多くの漢方薬のようにその効果は多彩ですが、特に血管、血液をきれいにすることで、血管障害の予防と改善に効果があると考えられています。

例えば脳梗塞や脳出血などの脳卒中、あるいは狭心症や心筋梗塞などの心臓疾患などを予防し、また発症後の症状緩和、血管の修復、再発予防などを助けると考えられています。

こうした重篤な疾患の原因となるのは動脈硬化です。脳でも心臓でも、他の部位でも動脈硬化は血管の内腔を狭くし、詰まったり破れたりして重篤な病気を招きます。タキサスは動脈硬化が進行するのを抑制し、血行を改善して脳卒中や心臓疾患を予防し改善します。

Q4 タキサスはどのようにして動脈硬化を防ぐのですか？

A4 タキサスの抗酸化作用が血管内壁の炎症を抑えて動脈硬化を防ぐと考えられています。

動脈硬化は、血管内壁で発生する活性酸素によって炎症が進み、次第に肥厚して血流が狭窄するようになります。さらに悪化すると血栓が出来、それがはがれたり、血管が破れたりします。そのあらゆる段階で活性酸素の発生と、酸化ストレスによる炎症が起こっています。

タキサスは強力な抗酸化作用で活性酸素を中和し、炎症を抑えます。結果的には動脈硬化が抑制されるわけです。

タキサスは現代風に言えば、大変に強力な抗酸化作用を持った植物性ファイトケミカルなのです。

Q5 タキサスは高血圧にも効果はありますか？

A5 高血圧の背景には動脈硬化があることが多いので、動脈硬化を改善して高血圧を下げると考えられます。

高血圧は、心臓から送られる一定の血液に対して、これを通す血管の内腔が狭くなることで起こります。血液がうまく流れないと、心臓は収縮を強めて血液を押し出そうとします。これが高血圧です。

高血圧は、既に動脈硬化によってしなやかさを失い硬くなった血管を傷つけ、脳卒中や心筋梗塞を招いてしまいます。

タキサスは血管で起きている炎症を抑え、動脈硬化を改善するので、血圧を下げると考えられます。前章の症例を読んでいただくとわかる通り、タキサスは高血圧に対してきわめて早い効果を発揮するようです。

Q6 タキサスは脳卒中の予防や改善に効果がありますか？

A6

脳卒中は脳の血管障害、すなわち動脈硬化が原因です。タキサスは動脈硬化を予防・改善するので、脳卒中になりにくく、また発症後の回復を助けると考えられています。

日本では現在脳梗塞が増えています。日本人は「ラクナ梗塞」といって、脳の細い血管が詰まる脳梗塞が最も多いことがわかっています。高血圧と加齢で、年月を経て少しずつ傷んだ血管が、だんだん詰まって脳の深い部分に小さな梗塞が出来ます。中高年になれば、誰にでも多少はあるとされています。

しかし繰り返し出来て梗塞の数が増えると、次第に症状が出てきます。また太い血管でも動脈硬化が徐々に進むので、大きな発作も起こりやすくなります。

タキサスは動脈硬化を予防し、改善するので、脳梗塞の発症を防ぎ、発症後の血管の修復を助けて回復を助けると考えられています。

Q7 タキサスは狭心症や心筋梗塞の予防や改善に効果はありますか？

A7 狭心症や心筋梗塞の背景にある心臓の冠動脈の動脈硬化を改善し、狭心症や心筋梗塞を予防し、改善の助けになると考えられます。

狭心症や心筋梗塞は、心臓が心臓の筋肉に血液を送る冠動脈に動脈硬化が起こり、血管が狭くなることで発症します。

タキサスは冠動脈の動脈硬化を改善し、これらの疾患の発症を防ぎ、発症後の回復を助けます。ただし心筋梗塞では心臓の筋肉がある範囲で壊死してしまうので、それを蘇生することは出来ません。

しかし血管を健康にして、生きている心筋を保護することは可能です。動脈硬化が改善すれば血圧も下がり、再発予防や心臓機能を高めることにつなげることが出来るでしょう。

Q8 タキサスは糖尿病によいというのは本当ですか？

A8

タキサスは漢方薬として血糖値を下げる効能があります。

糖尿病に対する薬理効果も突出しており、前章でも多くの患者さんの病状を改善しています。

中国の国立病院において糖尿病患者を対象に行った臨床観察では、タキサスを摂取した患者さんは、全て血糖値が下がりました。

日本の富山大学で行われたラットを使った実験では、タキサスを投与したラットは、医薬品の血糖降下剤を投与したマウスより血糖値が下がるという結果になりました。血糖降下率はタキサスが33・7％、医薬品が24・0％で、タキサスの方がより効果があったのです。

富山大学の実験結果は、第45回日本糖尿病学会、第19回日本和漢医薬学会で発表され、ドイツの医学文献「 Planta Medica 」にも掲載されました。

Q9 タキサスはいつ、どれくらい飲めばいいのでしょうか？

A9 タキサスは医薬品ではないので、飲む量や時間は決まっていません。

最も吸収されやすいのは食後ですが、いつ飲んでもさしつかえありません。飲み忘れないように、起床時と就寝前など自分なりのルールに沿って飲んでいる方もおられます。

飲む量にも決まりはありませんが、1回6粒を3回、計18粒くらいでスタートする方が多いようです。ご自分の体調や検査数値を見ながら、増量したり減量したりしていいのです。

漢方薬は、食前か食間（食事と食事の間）に飲むのが一般的です。というのは生薬によっては、食事の中に入っているものと相性が悪い場合もあるからです。お腹の中でそうした食べものと一緒にならないよう、空腹時の食前か食間に飲む事になっている漢方薬が多くなっています。

しかしタキサスは、どんな食べ物ともケンカしない、禁忌のない性質を持っているので、いつ飲んでもかまいません。この性質を相和作用と言います。

Q10 心臓の薬を飲んでいますが、タキサスを一緒に飲んでもかまいませんか？

A10

大丈夫です。医薬品と一緒に飲んでも問題ありません。

薬の飲み合わせを相互作用といい、充分気を付けなければなりません。しかしタキサスは、これまでのところ、他のどんな薬や食品と一緒に飲んでも問題があったという報告はありません。今まで大学の研究所や食品分析センターなどで検証を繰り返してきましたが、今のところ相互作用を起こす医薬品はありませんでした。安心して飲んでいただいて大丈夫です。

Q11 タキサスには副作用はありませんか？

A11 **ありません。公的な研究機関で安全性試験をクリアしていますし、これまで副作用の報告は全くありません。**

日本食品分析センターで行ったタキサスの毒性試験では、「２０００㎎／kg摂取しても毒性は認められない」という結果が出ています。量的に考えて事実上無害ということです。したがって安心して飲んでいただけます。

医薬品なら、処方箋に、効果効能と併せて必ず副作用が明記されていますが、サプリメントの場合はそれがないので誰しも不安になります。

しかしタキサスは、日本の医科大学、薬科大学、あるいは研究機関で今も盛んに研究が行われ、多くの薬理効果が見い出されていますが、有害な事象は発生していません。

Q12 タキサスの科学的な研究は、学術誌などに発表されていますか?

A12 タキサスの研究論文は世界的に権威のある学術誌に発表されています。

医学研究がしっかりしたものであるかどうかは、世界的な学術誌に研究論文が掲載されているかどうかである程度判断できます。

これまでタキサスの研究論文が掲載されたのは、アメリカの『Phyto Science』、『Journal of Natural Product』、ドイツの『Planta Medica』、英国の『Phyto Chemistry』、オランダの『Phyto Medicine』などたくさんあります。

海外の学術誌に掲載されると、世界中の研究者がそれをチェックし、異論反論が寄せられます。紙面で激しい議論が巻き起こることもあります。それに耐えうる論文のみが掲載されているので、こうした発表は意味があり、価値があるのです。

Q13 タキサスを飲むことを医者に知らせるべきでしょうか？

A13 出来れば知らせて理解を得た方がいいでしょう。

本書を読んでいただければ、これまでタキサスが科学的な研究を重ね、薬理作用を検証してきたことがわかっていただけることでしょう。医師であれば研究内容をプロの目で見て、より詳しく調べてくれるかもしれません。

ただ医師の中には、西洋医学以外の医療を頭から否定してかかる人もいます。そうした人を説得するのは難しいかもしれません。しかし近年は、漢方薬、生薬を治療に取り入れている医療機関が増えており、医師個人がよく研究して知っているケースも増えています。

Q14 タキサスから抗がん剤が作られているというのは本当ですか？

A14

抗がん剤として評価の高いタキソールは、タキサスが原材料です。

タキソールはタキサス由来の抗がん剤で、卵巣がん、乳がん、胃がん、小細胞肺がん、肝がんなど様々ながんに用いられています。タキソールの一般名はパクリタキセルといいます。タキソールは商品名です。

タキサスという樹木にふくまれる抗がん成分はごくわずかであるため、一度は全て合成で薬品化する試みもありましたが、今はタキサスの成分を元に半合成で医薬品化しています。

抗がん剤は、がん細胞を叩くアルカロイド系の成分のみを抽出して作られているので、「がんにしか効かない」薬です。

一方植物としてのタキサスには、他にも抗酸化作用の強いリグナン類など、多彩な成分が含まれています。こうした全ての薬効成分を丸ごと生かすために作られたのが、本書で紹介しているタキサスです。

Q15 一度タキサスを飲み始めたら、ずっと飲み続けなければなりませんか？

A15 タキサスは薬ではないので、いつ飲み始めていつ止めてもよいのです。

タキサスはサプリメントなので、どのように飲むかは患者さん本人が、自身の体感や検査数値をみながら判断するものです。多くの方達が、調子がよくなったので量を減らしたり中止したりしています。もし再度体調が悪化したり数値が不安定になったら、また飲み始めるという方が多いようです。ただ、少しずつでもいいから飲み続けて、予防することも大切かと思われます。

エピローグ

脳卒中、心筋梗塞にならないために

1章で述べたように、日本の医療のレベルは非常に高く、昔はかかったらまず助からないとされた脳卒中や心筋梗塞でも、助かる人が増えています。これは喜ぶべきことであると同時に、難しい問題を孕むようになりました。命は助かったけれども重い後遺症に苦しむ人、寝たきりになってしまう人が増えているからです。

脳卒中や心筋梗塞は今や「死に至る病」ではなく、「重度障害者になる病」「寝たきりになる病」です。そういう認識を広めた方が多くの人の危機意識が高まり、これらの病気にならないよう予防に努める人が増えるのではないでしょうか。

脳卒中や心筋梗塞などは、脳や心臓の病気と言うよりも血管障害です。血管の動脈硬化が進んで発症するのですから、実は予測可能、予防可能な病気です。食事、運動、健康診断、予防医学などを積み重ねていけば、こうした病気を防ぐことが可能です。

ただ生活はひとりひとり違い、わかっていてもそんな理想的な生活はできないという人も多い事でしょう。また理想的な生活をしていても血圧が高くなる人、糖尿病になる人もいます。そうした場合、予防的にサプリメントを使うという人も多いようです。

そこで何を選ぶかが問題になってきます。動脈硬化を予防・改善し、血管や血液をきれいにするものは何か。候補となるものは山のようにあって、選びかねているという人が多いのではないでしょうか。

本書でご紹介したタキサスは、膨大なサプリメントの中でも特別な存在で、医学研究の中から登場した物質です。欧米では抗がん剤の素材として、日本や中国では血管障害などの予防素材として、多彩な研究が積み重ねられてきました。

タキサスの薬理作用の中心となるのは抗酸化作用で、血管内で起きている酸化ストレスを抑え、炎症を抑えて動脈硬化を改善します。タキサスの何が、どこで、どう作用するのかが明白になっているので、全く不安を感じません。またそうでなければ、信頼して飲用することはできません。

生活を改善し、色々努力しても動脈硬化が改善できないという方に、タキサスは今最もおすすめできるサプリメントだと言えるでしょう。

監修

岡野哲郎（おかの てつろう）

北里大学元准教授
免疫学博士
日本補完医薬学会評議員理事

1975年北里大学卒業
北里大学衛生科学検査研究センター免疫室室長、北里大学医療衛生学部免疫学研究室専任講師、酵素・補完医学研究部門・部門長 准教授を経て、現在に至る。
アレルギー・リウマチなどの臨床免疫学、人類遺伝学を専門とするタキサス研究者。北里大学在籍40年の生粋の北里柴三郎を尊敬する北里人。学生には「ひげの先生」と慕われている。
日本リウマチ学会、日本臨床免疫学会、日本免疫学会、日本人類遺伝学会、日本癌学会、日本補完医薬学会、米国臨床免疫学会、ヨーロッパ免疫学会など、国内外の学会発表多数。

著者

犬山康子（いぬやま やすこ）

1959年生まれ。
出版社勤務を経てフリーランスとして活動。子どものアレルギーをきっかけに健康・医療に興味を持ち、自然療法、東洋医学などの研究、執筆活動を展開中。一児の母。

本書を最後までお読みいただきまして
ありがとうございました。

本書の内容についてご質問などがございましたら、
小社編集部までご連絡ください。

総合科学出版編集部

TEL:03-6821-3013

FAX: 03-3291-8905

血管の病気を治す正しい知識

2016年 7月 15日　初版第1刷

著　者　犬山康子
監修者　岡野哲郎

発行人　西村 貢一
発行所　株式会社 総合科学出版
〒101-0052
東京都千代田区神田小川町3-2 栄光ビル
TEL　03-6821-3013
URL　http://www.sogokagaku-pub.com/

印刷・製本　株式会社 文昇堂

ISBN978-4-88181-355-3